ADN, DENTS ET MALADIES

Médecine à travers les siècles

Collection dirigée par le Docteur Xavier Riaud

L'objectif de cette collection est de constituer « une histoire grand public » de la médecine ainsi que de ses acteurs plus ou moins connus, de l'Antiquité à nos jours.
Si elle se veut un hommage à ceux qui ont contribué au progrès de l'humanité, elle ne néglige pas pour autant les zones d'ombre ou les dérives de la science médicale.
C'est en ce sens que – conformément à ce que devrait être l'enseignement de l'histoire –, elle ambitionne une « vision globale » et non partielle ou partiale comme cela est trop souvent le cas.

Dernières parutions

Philippe SCHERPEREEL, *Eugène-Louis Doyen. Chirurgien génial et scandaleux de la Belle Époque*, 2018.
Maxime COURNAULT, *Un ordre pour les chirurgiens-dentistes en France. 24 septembre 1945*, 2018.
Pierre AUBRY, avec la collaboration de Bernard-Alex GAÜZERE, *Jean et Charles-Guillaume Viguerie. La chirurgie toulousaine aux XVIIIe et XIXe siècles*, 2018.
Gérard ALEXANDRE, *Histoire d'os. Mémoire d'un chirurgien orthopédiste (1959/2017)*, 2018.
Michel A. GERMAIN, *Les sarcomes osseux chez l'enfant. Une longue histoire*, 2018.
Philippe SCHERPEREEL, Marc DECOULX, Gérard BISERTE †, *Histoire de la faculté de médecine et des hôpitaux de Lille*, 2018.
Jacques CHABANNES, *La neurochirurgie en Auvergne. Quarante années fondatrices (1953-1993)*, 2018.
Michel A. GERMAIN, Frédéric Chopin (1810-1849). *Un musicien de génie atteint d'une maladie rare, la mucoviscidose*, 2018.
André Julien FABRE, *Médecins et politique. Galerie de portraits de médecins politiciens à travers les âges*, 2018.
Jacques VASSAULT, *Contribution à l'histoire de l'asile d'aliénés d'Évreux. Tome II : Les pratiques*, 2018.

Xavier Riaud

ADN, DENTS ET MALADIES

Préface du Docteur Jean Granat

L'Harmattan

5-7, rue de l'Ecole-Polytechnique, 75005 Paris
http://www.editions-harmattan.fr
ISBN : 978-2-343-16834-0
EAN : 9782343168340

Préface

J'ai rencontré Xavier Riaud pour la première fois lors d'un congrès de la Société française d'histoire de l'art dentaire à Paris et, plus spécifiquement par la suite, lors d'un séminaire que j'avais organisé conjointement avec le Pr Jean-Louis Heim du Musée de l'Homme, au Préhisto-Parc, à la grotte de Lascaux II et dans d'autres sites préhistoriques. Si Xavier était alors un jeune dentiste démarrant dans la vie professionnelle, son regard curieux sur l'histoire de notre profession commune m'avait déjà interpellé. Nous nous sommes revus ensuite lors des congrès de la Société de Biométrie humaine à Paris et à Bruxelles. Xavier y a présenté des papiers concernant l'histoire de l'odontologie médico-légale. Il avait grandi, au sens noble du terme, et nos échanges se sont révélés respectueux, et toujours courtois. Notre ami a continué à travailler et a progressé au point de gagner les rangs de l'Académie nationale de chirurgie dentaire où nous nous sommes de nouveau retrouvés, mais cette fois des projets ont germé dans nos esprits qui nous ont fait franchir un palier dans notre relation. Nous sommes devenus amis. De grands amis. C'est toujours un vrai plaisir de discuter avec lui.

Xavier a fondé une collection aux Editions L'Harmattan qu'il nourrit depuis 2006. C'est logiquement que je me suis tourné vers lui pour entamer une collaboration littéraire véritable. Ardue au début, celle-ci a connu un dénouement fabuleux, car Xavier s'est impliqué personnellement dans ce projet qui me tenait tant à cœur, pour l'aider à aboutir et je lui en suis très reconnaissant. Quand mon confrère m'a demandé d'écrire la préface de

cet ouvrage, j'avoue volontiers avoir hésité et, puis, j'ai fini par accepter, pour lui bien sûr, mais aussi parce que je pense que son livre est utile et nécessaire.
Dans celui-ci, Xavier Riaud, avec son talent bien connu, nous montre que tout n'est pas dit sur les dents. Si je connais Xavier depuis longtemps maintenant, il m'étonne encore. Quand on voit les nombreux et excellents livres qu'il a écrits, chez l'Harmattan ou ailleurs, sa source d'inspiration ne semble jamais tarie.
Dans cet opus donc, Xavier nous présente un aspect assez peu connu des dents : leur apport dans la connaissance des maladies et de l'environnement lorsqu'elles sont soumises à des études paléoanthropologiques. L'ADN dentaire, ici, est au centre, au cœur de ses recherches, au centre de cet écrit. Quel courage, quelle prise de risques lorsque l'on sait que ce n'est pas sa compétence première ! En effet, Xavier est d'abord un historien de la médecine. Mais, je vous rassure, son objectif est atteint. Il y arrive avec brio.
En effet, après un bref rappel sur les protocoles d'extraction et d'exploitation de l'ADN dentaire, et des résultats possibles envisageables, notre auteur et ami nous démontre comment, grâce à celui-ci, on peut connaître des maladies, malheureusement souvent mortelles, qui ont frappé des pauvres gens, il y a des siècles et des siècles, ce qui infirme ou affirme aussi tout ce qui a été dit auparavant sans ce même ADN. Cela permet également de savoir où cette maladie s'est développée, donc d'approfondir les connaissances sur son développement et sa prolifération. Dans le cas présent, Xavier n'aborde pas un cas isolé, mais bien onze maladies qui, à l'étude de cet ADN dentaire, nous révèlent bien des surprises.
Si ADN semble un grand mot, ce petit filament cache les mystères de l'Humanité et de son histoire. Aujourd'hui, la génétique est en plein développement. A l'Académie, où je m'occupe de la Commission de Recherches avec le

professeur Roland Benoît, nous travaillons sur la génétique du développement et donc sur la formation des dents, et de leur pulpe. Xavier prend la suite en montrant que cette pulpe génétiquement définie contient du matériel extrêmement intéressant. Je tiens à te remercier pour ce travail si original sur l'ADN dentaire.
Son travail, comme toujours, est un précieux témoignage pour l'odontologie, pour l'histoire de la chirurgie dentaire, mais, ici, de plus, pour l'étude des médecines anciennes. Si cet ouvrage peut sembler de prime abord technique, il n'en est rien, car Xavier l'a voulu accessible et le plus simple possible. Ce livre est en effet bien construit et se lit avec intérêt, et plaisir. Je ne peux que féliciter mon ami et inciter tous les historiens de l'Art dentaire, comme les médecins, les paléopathologistes et tous ceux qui se sentent concernés par la question, profanes ou non, à le lire, et à le relire.

Dr Jean Granat

Docteur en Sciences odontologique
Docteur en Anthropologie
Membre titulaire de l'Académie nationale de chirurgie dentaire
Chercheur associé, honoraire, CNRS-MNHN UMR 7206
Eco-Anthropologie et Ethnobiologie - Département Homme et Environnement
Ancien attaché au Laboratoire d'Anatomie fonctionnelle et de Physiologie de l'Appareil manducateur - Faculté de Chirurgie Dentaire - Paris V

Avant-propos

Lorsqu'on trouve une dent sur un site archéologique, c'est toujours un événement. Un organe dentaire est imputrescible. Une dent ! Peut-on imaginer meilleure source de renseignements ? Assurément non. Du pain bénit pour les scientifiques. Sa composition, ses traumatismes, sa structure, tout, absolument tout est étudié et aboutit inexorablement à un résultat, une information sur le mode de vie de son détenteur, sa personnalité.
Mais, le contenu de la dent, sa pulpe, par son ADN, est devenu un enjeu de recherches considérable. En effet, la filiation peut être connue. De même, la chronobiologie, l'origine d'un individu, son éventuel empoisonnement et enfin son identification médico-légale.
Mais, plus surprenant ! Les chercheurs sont parvenus à déterminer, par l'ADN des dents, chez une personne ayant vécu des siècles et des siècles avant notre époque qu'elle avait été porteuse d'une maladie particulière. C'est ce que l'on appelle communément la paléomicrobiologie. J'ai dû aborder sommairement les techniques d'extraction de l'ADN d'une dent. Il est évident que je ne dispose pas des compétences des auteurs agréés à le faire, d'où la vulgarisation de l'ouvrage afin qu'un bilan véritable et accessible à tous puisse être envisagé. Aussi, je souhaite m'excuser auprès d'eux pour avoir compulsé leurs textes respectifs. Ils m'ont semblé plus adéquats, plus complets, plus précis, voire plus compétents que toutes les explications maladroites que j'aurais pu fournir moi-même. Bien sûr, ces auteurs ont été cités très précisément dans le texte ci-après et les extraits utilisés placés en italiques, et entre guillemets. C'est le moindre des respects.

Après avoir beaucoup cherché de mon côté, je me suis rendu compte que cela n'était pas anecdotique et que cela concernait de nombreuses maladies. J'ai constaté aussi que ces maladies, à leur époque respective, avaient eu des répercussions majeures sur l'environnement du porteur de la dent considérée.
Ayant moi-même un doctorat en épistémologie, j'entends régulièrement des « historiens » employer ce dernier mot sans en mesurer toutefois toute la signification, toute la symbolique. Pourtant, ils sont absolument incapables d'en apporter la moindre définition, la moindre mise en situation. Alors, qu'est-ce que l'épistémologie ? Je vais tenter, ici, d'apporter quelques éléments de réponse, ou tout du moins, des éléments pour une réflexion. Les auteurs s'accordent autour d'une pensée philosophique qui varie d'une école à l'autre et qui s'articulerait autour de la connaissance des sciences en général. Pour moi, c'est l'étude d'une science sur un plan historicien dans son contexte, dans son environnement historique.
Alors, il me semble que, dans le cas présent de cette étude, nous entrons de plain-pied dans une étude épistémologique. En effet, étudier une maladie à travers l'ADN d'une dent, vestige d'un site archéologique, pour rendre vie à un individu mort, il y a des siècles, avec pour but de le replacer dans son époque, en essayant modestement de comprendre son mode de vie, sa connexion avec les événements qui ont marqué son siècle et la pathologie elle-même, est le plus grand hommage au travail de fourmi effectué, chaque jour, par ces chercheurs dans leurs laboratoires, ainsi qu'à l'évolution permanente des moyens techniques alloués à leurs investigations. Cet ouvrage a été écrit dans cette dernière finalité. De plus, sans aucune prétention exhaustive.

ADN fossile

Véronique Barriel[1] du Musée national d'histoire naturelle de Paris résume bien ce que c'est : *« Depuis une dizaine d'années, l'extraction et l'amplification (multiplication) de l'ADN (acide désoxyribonucléique) à partir de restes anciens de plantes et d'animaux ont été rendues possibles grâce au développement des techniques de la biologie moléculaire. Cependant, la découverte de molécules biologiques dans des tissus fossiles est ancienne. En 1914, deux chercheurs français, Neuville et Gautrelet, étudient le sang d'un mammouth congelé et identifient un produit de transformation de l'hémoglobine, l'hématine. Dans les années 1950, l'analyse par chromatographie permet la mise en évidence de molécules biologiques dans les archives fossiles : protéines, acides aminés, lipides, etc. Mais la découverte d'acides nucléiques porteurs d'informations phylogénétiques ne date que de 1984 avec l'étude de restes naturalisés de quagga (espèce fossile d'équidés sauvages, exterminée d'Afrique en 1883 et paraissant combiner des traits de cheval et de zèbre) et celle d'une momie égyptienne vieille de 2500 ans. Depuis lors, la recherche sur l'ADN fossile est une activité scientifique très médiatisée. On se souviendra que la célèbre revue britannique Nature publia, en 1993, à la veille de la sortie du film "Jurassic Park", les résultats d'une étude d'ADN (prélevé sur un charançon fossilisé dans l'ambre) vieux de 130 millions d'années, tout en se*

---

[1] Cf. Barriel Valérie, « L'ADN fossile », in *www.cnrs.fr*, texte tiré de la revue *La science au présent*, 1997.

réjouissant de cette heureuse et involontaire coïncidence. »

Dans le même article, l'auteur ajoute : *« L'ADN, localisé dans le noyau de la cellule, est la molécule porteuse de l'information génétique. C'est sa succession en nucléotides (adénine ou A, guanine ou G, cytosine ou C, thymine ou T) qui détermine la structure en acides aminés des protéines. Il existe également, dans le cytoplasme de la cellule, de petits organites, les mitochondries, qui jouent un rôle fondamental dans la production d'énergie et qui possèdent chacune plusieurs molécules circulaires d'ADN de petite taille. Le génome mitochondrial (dont la transmission est presque uniquement maternelle) possède la caractéristique d'évoluer cinq fois plus vite que le génome nucléaire, ce qui en fait un outil de choix pour l'étude des relations intraspécifiques*[2]*. »* Elle pense que : *« La récupération de l'ADN fossile pose de nombreux problèmes. Le premier réside dans l'instabilité chimique des acides nucléiques. En milieu aqueux, l'ADN subit principalement deux types d'attaques : une dégradation chimique (hydrolyse et oxydation) et une dégradation enzymatique (autolyse et décomposition bactérienne). L'hydrolyse entraîne une rupture du brin d'ADN tandis que l'oxydation endommage l'ADN et empêche l'appariement des nucléotides touchés avec ceux de l'autre brin. La dégradation enzymatique intervient dès la mort de l'organisme. Elle est responsable de la décomposition des tissus (putréfaction) due à l'action des propres enzymes de l'organisme (autolyse) qui vont digérer l'ADN et à l'action d'enzymes libérées par des micro-organismes et qui vont dégrader les molécules restantes. On a longtemps pensé qu'un fragment d'ADN d'une longueur de 800 nucléotides, soumis à un pH de 7 et à une température*

---

[2] Cf. Barriel Valérie, « L'ADN fossile », in *www.cnrs.fr*, texte tiré de la revue *La science au présent*, 1997.

de 15 °C, était totalement dégradé au bout de cinq mille ans. L'extraction d'ADN dans des restes plus anciens est venue contredire cette affirmation. Il n'en reste pas moins que l'ADN fossile est toujours fortement dégradé et fragmenté. L'ADN peut être préservé dans différents types de tissus. Les premiers travaux sur l'ADN ancien, en 1984, ont été réalisés à partir de tissus mous issus de restes momifiés ou de spécimens naturalisés[3]. » Valérie Barriel ajoute que : *« La conservation des tissus mous peut résulter de processus naturels comme la congélation en milieu froid ou la dessiccation (momies naturelles) dans les déserts chauds et secs. Les tissus mous peuvent aussi être conservés de façon artificielle (momies vraies, animaux taxidermisés, herbiers des collections, spécimens conservés dans l'alcool, échantillons histopathologiques). Dans tous les cas, les restes mous ont une répartition spatio-temporelle limitée. Il est également possible aujourd'hui d'extraire de l'ADN à partir de tissus durs (os et dents), qui sont un matériel de choix de par leur extension dans le temps et dans l'espace. La bonne conservation de l'ADN dans les restes fossiles dépend des facteurs physico-chimiques environnementaux (pH, température, humidité, pression) qui interagissent entre eux de manière complexe. Le facteur temps ne semble pas, quant à lui, être un paramètre fondamental. Les dégradations chimiques et enzymatiques sont ralenties lorsque les températures sont faibles – l'idéal étant la congélation – ou dans des milieux anaérobies. Les milieux froids, les déserts chauds et secs, les tourbières et les fosses à goudron préservent donc mieux l'ADN ancien. L'ambre, résine végétale qui, depuis le Carbonifère, piège de nombreux arthropodes et autres invertébrés, permet une momification rapide et un embaumement naturel qui*

[3] Cf. Barriel Valérie, « L'ADN fossile », in *www.cnrs.fr*, texte tiré de la revue *La science au présent*, 1997.

facilitent la conservation des tissus. C'est dans ce milieu qu'on a récupéré le plus vieux morceau d'ADN (dans un coléoptère du Crétacé daté de 120 à 135 millions d'années). » Elle souligne de plus : *« L'ADN ancien peut être extrait et amplifié à l'aide des méthodes classiques (plus ou moins modifiées) développées sur le vivant. Dans un premier temps, les tissus sont soigneusement nettoyés avant d'être broyés ou mixés et les os sont décalcifiés. Ils sont ensuite traités avec des agents émulsifiants pour dissoudre les composés lipidiques et avec des protéases pour digérer les protéines. L'ADN est extrait avant d'être précipité (à l'alcool) ou concentré. Les rendements d'extraction, bien que variables d'un type de substrat à un autre, restent cependant trop faibles (de l'ordre de 1 à 20 p. 100) pour que les échantillons obtenus soient utilisés directement*[4]. »

Elle affirme en outre que : *« Une méthode, mise au point en 1985 et nommée P.C.R.* (*polymerase chain reaction, amplification en chaîne par polymérase), permet d'augmenter la quantité initiale d'ADN. Son principe repose sur l'utilisation d'une enzyme qui synthétise une chaîne d'ADN à partir de précurseurs des nucléotides. L'opération est répétée un certain nombre de fois et, le résultat de cette opération étant exponentiel, on obtient ainsi un grand nombre de molécules d'ADN identiques à la molécule initiale. La caractéristique majeure de la P.C.R. est son extrême sensibilité (en théorie une molécule initiale suffit). Toutefois, cela peut devenir un handicap dans le cas de l'ADN ancien. En effet, cet ADN dégradé et fragmenté ne s'avère pas un bon substrat pour l'enzyme, et il devient alors plus facile d'amplifier une molécule actuelle contaminante. Ce problème est très délicat quand on travaille sur des échantillons humains.*

---

[4] Cf. Barriel Valérie, « L'ADN fossile », in *www.cnrs.fr*, texte tiré de la revue *La science au présent*, 1997.

La contamination des échantillons anciens par de l'ADN moderne peut avoir des sources variées et intervenir à différents niveaux ; elle peut être naturelle (propre au spécimen comme en cas de présence de parasites ou de micro-organismes au moment de la mort), ou ultérieure à la mort (lors de la découverte du spécimen ou en laboratoire pendant l'extraction ou l'amplification). De nombreuses personnes manipulent les restes entre la mort de l'organisme étudié et l'analyse en laboratoire, et les contaminations sont donc difficiles à contrôler. Il est notamment conseillé de porter des gants stériles pour tous les prélèvements et de disposer, dans le laboratoire, de pièces isolées, réservées à l'étude de l'ADN ancien, en séparant les différents postes de travail et en imposant un sens de manipulation strict[5]. » Dans son article, Valérie Barriel signale que : *« À quoi peut servir l'ADN fossile ? Les applications sont nombreuses et variées, aussi bien en archéologie, en préhistoire ou en paléontologie. L'ADN peut servir à caractériser un individu par son empreinte génétique en utilisant des séquences nucléotidiques très variables, ou encore à établir des liens de parenté entre individus (au sein d'une sépulture collective, par exemple). L'identification d'un individu est fréquente dans des contextes historiques (comme la confirmation de la mort du "médecin" d'Auschwitz, Josef Mengele, au Brésil en 1979, ou l'étude des restes de l'homme congelé du Tyrol) ou d'investigations policières (comparaison de l'ADN d'une victime non identifiée avec des parents présumés). Ces dernières années, plusieurs études ont porté sur la famille Romanov qui a régné sur la Russie de 1613 à 1917: les restes du tsar Nicolas II (porteur, comme son frère, d'une maladie génétique osseuse, l'hétéroplasie), exécuté avec sa famille en juillet*

[5] Cf. Barriel Valérie, « L'ADN fossile », in *www.cnrs.fr*, texte tiré de la revue *La science au présent*, 1997.

1918, ont ainsi été identifiés avec certitude tandis que l'analyse des restes d'une femme ayant prétendu être Anastasia, la fille du tsar (et avoir échappé à l'assassinat) infirmait cette assertion. Il est également possible de déterminer le sexe d'un individu grâce à des séquences spécifiques du chromosome Y (caractéristique du sexe mâle) ou des gènes dont la taille varie en fonction du sexe (tel le gène de l'amélogénine utilisé pour la famille Romanov) [6].

En 1995, une équipe de l'université de Jérusalem a étudié le sexe de plusieurs squelettes de nouveau-nés (âgés de moins d'un jour) de la fin de l'époque romaine au début de l'époque byzantine (site d'Ashkelon en Israël) pour essayer de comprendre l'infanticide dans les sociétés passées. Contre toute attente, les nouveau-nés étaient majoritairement de sexe masculin. Certaines analyses peuvent porter sur des espèces animales : ainsi, en 1995, on a pu identifier les différentes espèces dont la peau avait été utilisée pour la fabrication des parchemins de la mer Morte. Si certaines maladies sont parfois repérables sur les ossements, les agents pathogènes (virus, bactéries, etc.) ne peuvent être détectés que grâce à des analyses moléculaires. La première étude de paléopathologie a porté, aux États-Unis, sur la maladie de Lyme, maladie neurologique causée par une bactérie et transmise par des tiques. L'ADN bactérien a été retrouvé dans des tiques conservées dans l'alcool trente ans avant la première description de la maladie. De la même manière, le virus du sida a été identifié dans les tissus d'un marin de Manchester mort d'une pneumonie en 1959, et la tuberculose a été mise en évidence, en Amérique du Sud, à l'époque précolombienne. En 1995, cent cinquante ans après sa mort, les yeux de John Dalton ont pu être

---

[6] Cf. Barriel Valérie, « L'ADN fossile », in *www.cnrs.fr*, texte tiré de la revue *La science au présent*, 1997.

analysés : la déficience visuelle du découvreur du daltonisme était liée à l'absence du gène MW-opsine. Certaines séquences variables peuvent fournir des informations sur les migrations de populations, humaines ou animales, et leur diffusion. En effet, les séquences génétiques anciennes peuvent être comparées à leur homologue des populations actuelles. Ainsi, 20 p. 100 des Asiatiques présentent une perte (ou délétion) de neuf nucléotides dans une région de l'ADN mitochondrial. L'étude de cette délétion chez différentes populations d'Amérindiens a confirmé leurs relations avec les populations d'Asie du Nord-Est. L'étude de la domestication d'espèces végétales (comme le maïs, souvent associé aux tombes précolombiennes) ou animales (comme le lapin domestique, qui semble originaire de la péninsule ibérique et qui aurait été introduit au-delà des Pyrénées par l'homme) constitue également un axe de recherche en plein développement[7]. *» « Dans une perspective d'évolution moléculaire, les séquences peuvent servir à déterminer les relations de parenté entre espèces actuelles et fossiles. La première étude publiée sur l'ADN fossile a permis, à partir d'une peau naturalisée de cent quarante ans, de construire un arbre phylogénétique fondé sur des données moléculaires, reliant le quagga avec les espèces d'équidés actuelles. Cette analyse et les suivantes ont montré que le quagga était étroitement apparenté au zèbre de Burchell. D'autres travaux ont porté sur des animaux aussi variés que l'ours des cavernes, le thylacine (loup marsupial de Tasmanie qui a disparu de la faune endémique d'Australie dans les années 1930) ou les moas, oiseaux ratites aptères de Nouvelle-Zélande, connus au Pléistocène et qui ont disparu au XV*^e^ *siècle. L'étude d'une portion du génome mitochondrial (ARN 12S) a montré que*

---

[7] Cf. Barriel Valérie, « L'ADN fossile », in *www.cnrs.fr*, texte tiré de la revue *La science au présent*, 1997.

les moas et les kiwis n'étaient pas étroitement apparentés, mais ce résultat a été contredit ultérieurement par l'étude d'un autre gène mitochondrial (cytochrome b) et même par l'analyse d'un autre alignement possible des séquences ayant permis la reconstruction phylogénétique. En règle générale, l'ADN fossile pose de tels problèmes techniques qu'en 1995 des protocoles de recherche sévères ont été proposés, visant à contrôler la reproductibilité des résultats au sein du laboratoire, mais également entre différentes équipes, principes jugés indispensables avant toute publication. Les critères exigés sont particulièrement stricts pour toute étude concernant le matériel humain. Ce domaine de recherche est en plein développement. En effet, en 1995, le CNRS a lancé un appel d'offres intitulé "ADN fossile" pour l'établissement de projets, souvent multidisciplinaires. En outre, une nouvelle revue, Ancient Biomolecules*, publiée depuis 1996 en Grande-Bretagne, est entièrement consacrée aux molécules anciennes (notamment les facteurs influençant leur conservation ainsi que leur exploitation pour comprendre l'histoire évolutive)* [8]*. »*

Valérie Barriel pense que : *« Depuis 1994, les résultats sur l'ADN ancien ont été nombreux. Une extraction a permis de récupérer de l'ADN des os d'un mammouth congelé vieux de 40 000 ans, le record d'âge pour des tissus durs jusqu'à la publication, en novembre 1994, du résultat d'une équipe américaine : de l'ADN extrait d'os de dinosaure vieux de 80 millions d'années. Ce résultat suscita à la fois enthousiasme et scepticisme, notamment au sein de la communauté scientifique où, pour de nombreux chercheurs, cet ADN devait être celui d'un contaminant, le tissu étant trop ancien pour avoir pu conserver et livrer du matériel génétique. Il est vrai que,*

[8] Cf. Barriel Valérie, « L'ADN fossile », in *www.cnrs.fr*, texte tiré de la revue *La science au présent*, 1997.

contre toute attente, l'analyse phylogénétique indiquait une plus grande ressemblance avec la séquence humaine qu'avec celles des oiseaux ou des crocodiles. Cependant, lors du troisième congrès consacré à l'ADN ancien, qui s'est tenu à Oxford en juillet 1995 (120 participants de 15 pays différents dont la France), l'équipe américaine a campé sur ses positions mais sans obtenir l'unanimité. Actuellement, les articles des "détracteurs" se multiplient afin de mettre en évidence la contamination certaine par de l'ADN humain et l'intégration possible d'une portion du génome mitochondrial dans le génome nucléaire pouvant alors conduire à des résultats erronés. En novembre 1995, une équipe française a extrait de l'ADN de restes humains vieux de 12 000 ans, ce qui peut laisser entrevoir une connaissance plus "intime" de nos ancêtres[9]. »

Références bibliographiques :
Barriel Valérie, « L'ADN fossile », in *www.cnrs.fr*, texte tiré de la revue *La science au présent*, 1997.

[9] Cf. Barriel Valérie, « L'ADN fossile », in *www.cnrs.fr*, texte tiré de la revue *La science au présent*, 1997.

Archéologie, odontologie médico-légale et ADN pulpaire

Aujourd'hui, l'ADN de la pulpe d'une dent, à l'abri de toute pathologie dentaire, constitue un moyen d'investigation remarquable en odontologie médico-légale, mais aussi en archéologie. En effet, de nombreuses recherches historiques emploient ce procédé scientifique afin de préciser différents éléments comme l'origine d'un corps, son identification, les causes de sa mort et son éventuelle filiation, voire même son positionnement dans la longue chaîne de l'évolution humaine. Voici quelques exemples historiques où l'analyse de l'ADN pulpaire a donné des résultats extraordinaires.

Origine

En Andorre, à Segudet, des restes humains provenant d'une tombe préhistorique ont été découverts dans la paroisse d'Ordino, à une altitude de 1 324 m. Ce corps appartient à la période du néolithique ancien (période épicardiale située entre 4 300 et 4 050 av. J.-C.). Ces restes ont été déposés pour étude au laboratoire de Paléoanthropologie de la Unitat d'Antropologia, Dept. Biologia Animal, Vegetal i Ecologia, Universitat Autònoma de Barcelona et ont été identifiés sous le sigle S-2001. Le squelette appartiendrait à un individu adulte, de sexe féminin, dont l'âge du décès a été évalué entre 30 et 35 ans. Après étude de l'ADN mitochondrial d'une canine supérieure droite (13), il a été déterminé que l'individu appartenait à l'haplogroupe européen K, caractérisé par un âge compris entre 12 900 et 18 300 ans. Ainsi, cet haplogroupe est présent dans les populations néolithiques du Pays basque et est majoritairement rencontré dans les populations autochtones d'Andorre.

Ötzi est le nom donné à un corps congelé et déshydraté, retrouvé dans les Alpes de l'Ötztal, à la frontière entre l'Italie et l'Autriche. Il a été découvert le 19 septembre 1991. Agé d'environ 46 ans, il aurait vécu entre 3 350 et 3 100 av. J.-C. L'étude de son ADN dentaire a permis de déterminer qu'il appartenait à la subdivision K1 de l'haplogroupe européen K, très fréquemment rencontré au sud des Alpes et dans la région de l'Ötztal[10].

Identification médico-légale

Le 15 avril 1912, à 2h20, le *Titanic* coule après avoir heurté un iceberg. 1 496 passagers meurent sur les 2 208 à bord. Quelques corps sont repêchés. Parmi eux, un enfant inconnu est découvert le 21 avril et est inhumé au cimetière de Fairview Lawn de Halifax, au Canada. A la fin de l'été 1998, sur l'injonction de familles qui souhaitent identifier des corps susceptibles d'avoir un lien de parenté avec eux, le corps de cet enfant est exhumé. C'est une famille suédoise qui démarche pour cet enfant, les Pålsson. Ils pensent que le petit peut être Gösta Leonard Pålsson, âgé de 2 ans et trois mois, au moment de la catastrophe. A l'exhumation, 3 dents (55, 73, 84) seulement de l'enfant sont retrouvées. Après analyse et comparaison des ADN mitochondriaux de la famille, et des restes, il est établi qu'il n'y a aucun lien de filiation. Après étude, il est reconnu que ces 3 dents sont des dents

[10] Cf. Aquaron Michèle, « Ötzi, témoin et messager de notre passé », in *www.hominides.com*, 2005 ; cf. Aquaron Michèle, « Dernières nouvelles d'Ötzi, l'homme des glaces », in *www.hominides.com*, 2008 et cf. Díaz N., Solórzano E., Montiel, R., García, C., Yañez C. & Malgosa, A., « Détermination génétique de l'individu néolithique de Segudet (Ordino), les restes humains les plus anciens d'Andorre. », in *Antropo*, 2004 ; 7 : 39-44.

temporaires. Une analyse anatomique dentaire appropriée démontre que ces dents sont celles d'un bébé dont l'âge se situe dans une fourchette de 9 à 15 mois, pas davantage. Par la suite, une étude microscopique et histologique retrouve de la dentine dans la dent lactéale n° 84, mais pas dans les deux autres. Au laboratoire des ADN anciens de l'université Brigham Young de l'Utah, dans le Colorado, de l'ADN mitochondrial est isolé à partir de cette dentine. Cet ADN mitochondrial provenant de nos mères, des généalogistes sont parvenus à retrouver des descendants des lignées maternelles de tous les enfants de moins de 3 ans décédés dans le naufrage et à en obtenir des échantillons. Ainsi, deux garçons correspondent au profil génétique prédéterminé : l'un a 19 mois et le second, 13 mois. Comparés à leurs ancêtres maternels, les résultats sont les mêmes pour les deux « suspects ». Mais, c'est le second qui correspond aux critères d'âge estimés (9 à 15 mois). Il s'appelle Eino Viljam Panula. Ses restes sont de nouveau inhumés. Il avait 13 mois[11].

Copernic (1473-1543), célèbre astronome, a démontré notamment que l'ensemble des planètes tourne comme le fait la Terre autour du Soleil, l'axe de la Terre oscillant comme ferait une toupie. Il a été enterré dans l'imposante cathédrale de Frombork, au bord de la Vistule, mais personne ne sait exactement où. En 2005, les recherches archéologiques effectuées sur de nouvelles bases explorent cette fois, l'autel Sainte-Croix, un des seize autels adossés aux piliers de la cathédrale. Sous le pavement de marbre, les restes de 13 corps sont retrouvés, dont le crâne et les dents d'un homme septuagénaire. Une équipe de

[11] Cf. Titley K., Pynn B., Chernecky R., Mayhall J., Kulkarni V. & Ruffman A., « Le naufrage du Titanic. Le rôle de la dentisterie dans l'identification d'un enfant inconnu », in *L'information dentaire*, 10/11/2004 ; 86 (39): 2643-2646.

spécialistes venus de l'Institut médico-légal de Cracovie et de l'université suédoise d'Uppsala ont pu identifier ces derniers restes comme étant ceux de Copernic. L'enquête a été menée selon les procédés les plus modernes de la police judiciaire. Les tests génétiques notamment ont été pratiqués sur le matériel dentaire, mais la preuve qu'il s'agissait bien de l'ADN de Copernic faisait défaut.
Le matériel précieux, en l'occurrence un cheveu, est finalement trouvé en Suède, dans un livre daté de 1518, intitulé *Calendarium Romanum Magnum* de Johannes Stoeffler, un manuel que Copernic a utilisé pendant sa vie et qui a été emporté par les Suédois au cours des guerres polono-suédoises du XVIIe siècle. La comparaison de l'ADN dentaire et de celui du cheveu a abouti à l'identification certaine des restes du célèbre astronome. Le 22 mai 2010, le corps de Nicolas Copernic a enfin pu être enterré solennellement à la cathédrale de Frombork, 467 ans après sa mort[12].

Empoisonnement

Le cas de Diane de Poitiers (v. 1499/1500-1566), maîtresse de Henri II, fils de François Ier et roi de France, est bien évidemment incontournable. La duchesse d'Etampes (v. 1508-ap. 1575), maîtresse en titre de François Ier, devenue rivale de Diane de Poitiers, *« a fait versifier par un poète à sa dévotion un portrait caricatural de son ennemie. Dans celui-ci, rien n'avait été omis : ni les rides, ni les cheveux teints, ni les fausses dents... »* La duchesse d'Etampes affublait sa rivale du triste sobriquet de *« vieille édentée »*, en rapport avec ses fausses dents. Effectivement, elle a chargé un poète satirique, Jean Voûté, de railler Diane, alors âgée de 38 ans. Auteur d'une publication calomnieuse, dans ses

[12] Cf. Fabre André, *De grands médecins méconnus*, L'Harmattan (éd.), Collection Médecine à travers les siècles, Paris, 2010.

hendécasyllabes imprimés à Paris, en 1537, il lui reproche ses dents artificielles. Ambroise Paré décrit d'ailleurs un appareil prothétique similaire à celui de Diane de Poitiers, dans son livre *Dix livres de chirurgie, avec le Magasin des instrumens nécessaires à icelle* paru chez Jean Le Royer, en 1564, à Paris.

En 2008, au pied de l'église d'Anet, les restes de Diane de Poitiers sont exhumés. Ainsi, une mandibule édentée intacte, un hémi-maxillaire gauche et une dent sont recueillis. Les ossements sont superposés avec le dernier portrait peint de la favorite de Henri II par Clouet en 1562, conservé au musée de Chantilly. Le résultat est conforme aux traits du visage. La dent, quant à elle, fait l'objet de prélèvements ADN qui ont révélé un taux d'or considérablement plus important que la norme. L'or potable sous forme de solution buvable aurait été utilisé comme élixir de longue vie et de beauté par Diane. Cet or l'aurait lentement intoxiquée et tuée. De plus, pour information, *« la mandibule présentait des logettes alvéolaires pour les dents n° 31, 32 et 42 qui étaient absentes. Toutes les autres dents sont tombées en ante-mortem depuis assez de temps pour que l'os ait parfaitement cicatrisé et que les branches horizontales soient amincies au point de donner un aspect sénile à la mandibule. L'hémi-maxillaire gauche portait encore la dent n° 24 qui affichait une usure occlusale marquée et une parodontopathie prononcée*[13]*. »*

---

[13] Cf. Bordonove Georges, *Henri II*, Pygmalion (éd.), Paris, 2007 ; cf. Charlier Ph., Georges P., Huynh-Charlier I., Carlier R. & Poupon J., « Royales dentures. Paléodontologie et pathographie », in *Actes de la Société française d'histoire de l'art dentaire*, http://www.biusante.parisdescartes.fr, Paris, 2009, pp. 43-46 ; cf. Charlier Ph., Huynh-Charlier I. & Carlier R., « Apport de la radiologie en paléopathologie en particulier dans les maladies infectieuses », in *Comité de lecture de la Société française d'histoire de la médecine*, 13/06/2009, Paris ; cf. Desgardins E., « Rivalité d'Anne de Pisseleu et

Filiation

Fils du prince héritier Frédéric III et de son épouse Victoria, princesse royale du Royaume-Uni, Guillaume II (1859-1941) revendique malgré tout son ascendance prussienne et conteste la suprématie maritime du Royaume-Uni. Il devient empereur en 1888. Son règne est marqué par un militarisme exacerbé. Il renvoie le chancelier Bismarck en 1890 et ne renouvelle pas le pacte germano-russe d'assistance mutuelle. Sa politique étrangère agressive le met en confrontation directe avec le Royaume-Uni et l'isole sur un plan diplomatique. Il n'a pas provoqué la Première Guerre mondiale à lui seul, mais n'a rien fait pour l'empêcher. Pendant la guerre, il est commandant en chef des armées, mais bientôt, il perd toute autorité, ce qui le discrédite. Chassé du pouvoir, son abdication est prononcée le 9 novembre 1918. Il s'exile aux Pays-Bas. Il meurt à Doorn, dans sa propriété, pendant l'occupation allemande des Pays-Bas, et est enterré dans cette ville. Aujourd'hui, le château de Doorn est ouvert aux visites. Lorsque le guide arrive dans la chambre où l'Empereur est décédé, il prend dans la table de nuit, un petit écrin contenant une dent. En la montrant au public, il explique que c'est grâce à celle-ci que l'existence d'une fille illégitime de Guillaume II a pu être écartée. En effet, une artiste peintre, dont les toiles étaient exposées dans une galerie d'art, arguait de sa soi-disant ascendance impériale. En 1996, un prélèvement ADN est effectué sur les restes de la dame en question. Il est comparé à celui du monarque allemand, obtenu à partir de la dent présentée

---

de Diane de Poitiers », in *Conférence des sociétés savantes, littéraires et artistiques de Seine-et-Oise. Compte-rendu et communications de la 4ème réunion tenue à Etampes, les 13 et 14 juin 1909*, Librairie Flizot, Etampes, 1909, pp. 100-109 et cf. Hofstein Cyril, « C'est l'or qui a tué Diane de Poitiers », in *www.lefigaro.fr*, 24/04/2009, p. 1.

par le guide. La conclusion est sans équivoque. Il n'y a aucun lien de filiation. La supercherie est terminée[14].

Chronobiologie

En août 2008, Richard Green de l'Institut Max-Planck d'anthropologie évolutive de Leipzig a réussi le premier séquençage de la totalité de l'ADN mitochondrial d'une dent d'un Homo neanderthalensis, vieux de 38 000 ans. Les résultats confirment que le dernier ancêtre commun des hommes de Neandertal et des Homo sapiens aurait vécu, il y a 660 000 ans (à 140 000 ans près). Svante Pääbo, également de l'Institut Max-Planck, a, quant à lui, commencé en 1997, son œuvre de déchiffrage avec la première analyse de l'ADN mitochondrial de Néandertalien. L'équipe internationale de chercheurs dirigée par Svante Pääbo a déchiffré une séquence d'environ un million de nucléotides de l'homme de Neandertal, grâce une nouvelle technique appelée le *pyrosequencing*, qui permet d'analyser les séquences d'ADN sans les amplifier. L'équipe d'Edward Rubin, qui a travaillé avec le même matériel en partenariat avec Pääbo, a utilisé une autre méthode et a identifié 65 000 paires de bases. Les deux analyses parviennent à des conclusions très proches relatives à la chronobiologie. Pour l'équipe de Pääbo, les Homo sapiens et les Homo neanderthalensis ont divergé, il y a environ 500 000 ans, tandis que l'équipe de Rubin conclut que les deux espèces auraient partagé un ancêtre commun, il y a environ 700 000 ans, et qu'elles se seraient par la suite séparées, il y a environ 370 000 ans. La différence entre les deux génomes serait inférieure à 0,5 %. Rubin et ses collègues n'ont pas trouvé la trace d'un croisement entre l'homme moderne et l'homme de Neandertal. Les résultats, publiés par l'équipe de Pääbo en 2010, portant sur l'analyse de 4 milliards de

---

[14] Cf. Lamendin Henri, *Anecdodontes*, Aventis (éd.), Paris, 2002.

paires de bases d'ADN nucléaire issues d'ossements fossiles de trois Néandertaliens, montrent que ceux-ci partagent plus de caractéristiques génétiques avec les Homo sapiens modernes eurasiatiques qu'avec ceux d'Afrique sub-saharienne. Actuellement, les chercheurs envisagent l'hypothèse selon laquelle les Néandertaliens auraient contribué au génome des populations d'humains modernes non africaines[15].

Conclusion

Aujourd'hui, l'emploi de l'ADN en tant que moyen utilisé dans une recherche scientifique consécutive à une enquête historique ou archéologique est devenu un procédé incontournable. A l'exception de l'estimation de l'âge où les résultats ne semblent pas probants et où de nombreuses questions restent posées, ses champs d'investigations sont quasi illimités, pourvu que l'ADN soit intact et exploitable au vu des vestiges anciens retrouvés sur les sites. Pourtant, s'il est remarquable, ce procédé n'en demeure pas moins un recours extrêmement onéreux.

L'ADN peut être aussi trouvé dans la salive. Ainsi, sur une scène de crime, peut-on recueillir des mégots de cigarette, des traces sur un verre par exemple qui permettent de relever un ADN qui devient coupable après une comparaison avec des fichiers préalablement établis. *« Chaque bouche possède une signature microbienne aussi spécifique que les empreintes digitales. Une étude menée aux Etats-Unis a identifié 400 espèces de bactéries buccales dont seulement 2% sont communes à tous.*

---

[15] Cf. Defrance Christophe, « Séquençage complet de l'ADN mitochondrial d'un homme de Neandertal », in *Les Homininés*, hominines.portail-svt.com, 2008 ; cf. Green Richard et al., « A draft sequence of the Neandertal genome », in *Science*, 2010; 328 (5979): 710-722 et cf. Plos One, « La preuve par la bouche », in *Le Point*, 31/10/2013, n° 2146, p. 26.

Chacun des quatre groupes ethniques blancs, chinois, latinos et noirs non hispaniques, possède également une signature différente. »

Références bibliographiques :

Aquaron Michèle, « Ötzi, témoin et messager de notre passé », in *www.hominides.com*, 2005.

Aquaron Michèle, « Dernières nouvelles d'Ötzi, l'homme des glaces », in *www.hominides.com*, 2008.

Bordonove Georges, *Henri II*, Pygmalion (éd.), Paris, 2007.

Charlier Ph., Georges P., Huynh-Charlier I., Carlier R. & Poupon J., « Royales dentures. Paléodontologie et pathographie », in *Actes de la Société française d'histoire de l'art dentaire*, http://www.biusante.parisdescartes.fr, Paris, 2009, pp. 43-46.

Charlier Ph., Huynh-Charlier I. & Carlier R., « Apport de la radiologie en paléopathologie en particulier dans les maladies infectieuses », in *Comité de lecture de la Société française d'histoire de la médecine*, 13/06/2009, Paris.

Defrance Christophe, « Séquençage complet de l'ADN mitochondrial d'un homme de Neandertal », in *Les Homininés*, hominines.portail-svt.com, 2008.

Desgardins E., « Rivalité d'Anne de Pisseleu et de Diane de Poitiers », in *Conférence des sociétés savantes, littéraires et artistiques de Seine-et-Oise. Compte-rendu et communications de la 4ème réunion tenue à Etampes, les 13 et 14 juin 1909*, Librairie Flizot, Etampes, 1909, pp. 100-109.

Díaz N., Solórzano E., Montiel, R., García, C., Yañez C. & Malgosa, A., « Détermination génétique de l'individu néolithique de Segudet (Ordino), les restes humains les plus anciens d'Andorre. », in *Antropo*, 2004 ; 7 : 39-44.

Fabre André, *De grands médecins méconnus*, L'Harmattan (éd.), Collection Médecine à travers les siècles, Paris, 2010.
Green Richard et al., « A draft sequence of the Neandertal genome », in *Science*, 2010; 328 (5979): 710-722.
Hofstein Cyril, « C'est l'or qui a tué Diane de Poitiers », in *www.lefigaro.fr*, 24/04/2009, p. 1.
http://fr.wikipedia.org, *Guillaume II d'Allemagne*, 2010, pp. 1-3.
Lamendin Henri, *Anecdodontes*, Aventis (éd.), Paris, 2002.
Titley K., Pynn B., Chernecky R., Mayhall J., Kulkarni V. & Ruffman A., « Le naufrage du Titanic. Le rôle de la dentisterie dans l'identification d'un enfant inconnu », in *L'information dentaire*, 10/11/2004 ; 86 (39): 2643-2646.

Archéologie, odontologie médico-légale et structure minérale de l'organe dentaire

Si l'ADN est une source d'informations essentielles dans l'étude archéologique et la compréhension de l'histoire, d'autres éléments de l'organe dentaire appartenant à sa structure minérale, et en particulier les isotopes, apportent des renseignements considérables. Quels sont-ils ?

Température corporelle

Le California Institute of Technology, plus communément appelé Caltech, est parvenu, à partir d'isotopes en provenance de dents de dinosaures, à déterminer leur température corporelle aussi précisément que si elle avait été recueillie avec un thermomètre rectal. Ainsi, le brachiosaure aurait eu une température de 38,2 °C et le camarasaure, de 35,7 °C[16].

Origine géographique

Le H. L. Hunley est un sous-marin confédéré coulé en 1864, au cours du blocus de Charleston, pendant la guerre de Sécession (1861-1865). Le premier à avoir détruit un navire adverse lors de son unique sortie. Il était piloté par 8 servants tous morts pendant le naufrage. Ce vaisseau a été renfloué en 2000. Après l'étude des vestiges, sont venues l'investigation médico-légale et, plus spécifiquement, l'identification de ses hommes d'équipage. L'analyse isotopique des dents a eu pour objectif de définir la

[16] Cf. Lewino Frédéric, « Le Point de la semaine - Sciences », in *Le Point*, 30/06/2011, 2024, p. 30.

provenance de chacun de ces marins[17]. Comme le précise Rozenn Hénaff-Madec (2009), *« la dent se forme selon une chronologie connue. L'émail en formation fixe des éléments comme le carbone, l'oxygène, l'azote et le strontium sous des formes isotopiques différentes. Ce sont l'eau et les aliments qui apportent ces constituants. Ainsi, selon l'origine géographique et le régime alimentaire, les isotopes sont présents à des concentrations différentes. Ce sont les travaux de Hall (1967) sur la concentration en* ^{13}C *(isotope lourd, mais stable du carbone* ^{12}C*) dans le maïs, puis ceux de Smith et Epstein (1971) sur les différents types de photosynthèse C3 et C4, et enfin, ceux majeurs, de De Niro & Epstein (1978-1981) qui ont démontré que les rapports isotopiques du carbone* $^{13}C/^{12}C$ *et de l'azote* $^{15}N/^{14}N$ *sont intimement liés au régime alimentaire. Ces études ont marqué le début de l'utilisation des isotopes stables en archéologie et en paléoanthropologie. »*
Le même auteur (2009) ajoute : *« Le collagène ne constitue pas le seul support des analyses isotopiques. La fraction minérale des os et des dents (carbonate et phosphate) est aussi le siège d'analyses. En effet, cette fraction minérale reflète l'alimentation dans sa totalité, au contraire du collagène qui ne signe que la présence des protéines. La fraction minérale contient également des isotopes d'oxygène* ^{18}O *et de strontium* ^{87}Sr*, éléments liés au contexte géographique. La phase minérale forme 70 % de l'os et de la dentine, et 97 % de l'émail qui est essentiellement constitué d'hydroxyapatite carbonatée (bioapatite). La composante organique est composée à 90 % de collagène en majorité de type I. La dentine est elle-même constituée de collagène de type I. »*

---

[17] Cf. Hénaff-Madec Rozenn, *Enquête médico-légale sur le naufrage du H. L. Hunley*, L'Harmattan (éd.), Collection Médecine à travers les siècles, Paris, 2009.

Rozenn Hénaff-Madec (2009) précise que : « *Lors de la croissance ou du renouvellement des cellules osseuses, il y a une action du couple ostéoblastes/ostéoclastes, qui est soumise à de nombreux facteurs hormonaux et locaux. Mais, alors que l'os est en perpétuel renouvellement, la dentine et l'émail une fois matures ne subissent plus aucune modification de leur composition chimique. Le collagène dentaire contient donc des signaux contemporains du moment de sa formation. Il semble que le collagène osseux puisse refléter les dix dernières années de la vie de l'individu. De plus, les signaux isotopiques sont variables d'un échantillon osseux à un autre, car soumis aux variations de son renouvellement.* »
En conclusion de son étude, la jeune femme (2009) affirme que : « *Dans le cas des échantillons prélevés au niveau des molaires des hommes du Hunley, il est apparu que, pour quatre d'entre eux, les résultats des analyses ont montré un régime à base de blé, de seigle et d'orge, et cela, dès la petite enfance*[18]*. Ces hommes seraient donc nés en Europe. Parmi ces quatre personnes, deux d'entre eux ont vécu aux Etats-Unis relativement longtemps, car les analyses isotopiques réalisées au niveau de leurs fémurs ont montré des résultats très proches de ceux qui sont nés et qui vivaient alors en Amérique du Nord. Dans les quatre autres cas, les marins ont grandi en ayant une alimentation à base de maïs et d'autres plantes du même groupe. Ce type de régime étant celui de base des Américains de cette époque, ils seraient donc nés dans le Nouveau Monde*[19]. »

[18] Cf. Hénaff-Madec Rozenn, *Enquête médico-légale sur le naufrage du H. L. Hunley*, L'Harmattan (éd.), Collection Médecine à travers les siècles, Paris, 2009.
[19] Cf. Hénaff-Madec Rozenn, *Enquête médico-légale sur le naufrage du H. L. Hunley*, L'Harmattan (éd.), Collection Médecine à travers les siècles, Paris, 2009.

En 2011, une fosse est exhumée dans le Dorset où sont enterrés de nombreux corps de Vikings (54 corps et 51 crânes). Ils ont été tués par les Britanniques locaux. Après examens, les incisives centrales de ces hommes ont été limées. Les chercheurs supposent que ces mutilations tribales avaient pour but d'effrayer leurs ennemis. Toujours est-il qu'après examens isotopiques de ces fameuses dents, leur origine a été confirmée. Il a même été constaté que l'un de ces cadavres provenait du nord du cercle arctique[20].

Déterminisme de l'âge

Il existe plusieurs formules pour déterminer l'âge d'un corps à partir des dents. Il y a celle de Gustafson (1947) qui utilise six critères de modifications physiologiques des dents observés en fonction du vieillissement, mais qui impose de procéder à des inclusions et à la réalisation de lames minces, par sections polies, ce qui n'est pas à la portée de tous. Il y a aussi celle de Lamendin (1988) qui propose, dans un premier temps, une formule de Gustafson simplifiée qui ne repose que sur trois critères et que le Français juge très vite peu fiable. Puis, ce dernier définit une méthode ne s'appuyant que sur deux critères et prenant en compte les rapports entre la hauteur de translucidité, et la hauteur de parodontose (hors pathologie évidente) avec la hauteur de la racine. C'est la formule de Lamendin (1990). En 1989, Drusini s'intéresse à la translucidité de la dentine radiculaire sur des dents entières. Hélène Martin (1996) a, quant à elle, cherché une méthode de détermination de l'âge à partir du cément dentaire. Il y a enfin le nuancier radiculaire de Guy Collet (1999). Ce dernier a étudié la couleur des racines des dents

[20] Cf. Kennedy Maev, « Incisor raiding: Viking marauders had pattern filled into their teeth », in *The Guardian*, 04/07/2011.

à différents âges et sur différents échantillons de populations. A partir des résultats, il a créé un nuancier qui fait référence aujourd'hui[21].

A la fin de l'année 1976 et au début de 1977, à des fins de réhabilitation de la momie de Ramsès II (1314-1213 av. J.-C.), pharaon égyptien, celle-ci a séjourné huit mois au musée de l'Homme à Paris. Là, elle a subi tous les examens médico-légaux possibles. Les dents n'ont évidemment pas été oubliées. La détermination de l'âge par la méthode de Gustafson a donné un âge de décès à 80 ans, plus ou moins cinq ans[22].

En novembre et en décembre 1995, lors de la translation du corps de sainte Roseline (v. 1270-1329), des examens médico-légaux ont été réalisés. C'est le Dr Franck Domart, chirurgien-dentiste, qui s'est occupé de la partie odontologique. Il a renoncé rapidement à utiliser la formule de Lamendin, car il lui aurait fallu extraire des dents. Il a décidé d'utiliser, pour déterminer l'âge de la relique, la méthode de Drusini. Avec celle-ci, il a estimé l'âge de sainte Roseline au moment de sa mort, à 41,5 ans avec une marge d'erreur de plus ou moins 10 ans. Puis, il a employé la méthode de Gustafson simplifiée[23]. Avec cette dernière, Franck Domart a situé l'âge du corps dans une

---

[21] Cf. Lamendin Henri, *Petites histoires de l'art dentaire d'hier et d'aujourd'hui*, L'Harmattan (éd.), Collection Ethique médicale, Paris, 2006.

[22] Cf. Monier Thibault, « Retour sur l'étude paléopathologique de la momie de Ramsès II au musée d'Histoire naturelle (Paris) : 1976-1977 », in *Actes du 1er colloque international de Pathographie 2005*, De Boccard (éd.), Paris, 2006, pp. 151-157.

[23] Cf. Grévin Gilles, Boyer Raymond et al., *Une sainte provençale du XIVe siècle, Roseline de Villeneuve*, De Boccard (éd.), Collection De l'archéologie à l'histoire, Paris, 2006.

fourchette comprise entre 50 et 60 ans, avec une marge d'erreur de plus ou moins 10 %.

Régime alimentaire

L'Australopithecus afarensis (4 100 000 ans à 3 000 000 années) présente une mandibule en forme de V rétréci vers l'avant. Les dents ont des particularités communes aux dents actuelles. Malgré tout, elles en diffèrent par certains caractères de spécialisation. L'exemple le plus connu, popularisé sous le nom de Lucy, vient de l'Afar, au nord de l'Ethiopie. Ses molaires et ses prémolaires sont de grande taille. Les incisives sont développées et les canines, saillantes. Le palais est peu profond. Les mandibules sont extrêmement robustes. Les mâchoires sont projetées vers l'avant. L'usure des dents raconte ce que mangeait l'Australopithecus afarensis. La robustesse des os des mandibules et des dents suggère que son alimentation comportait une part importante de nourritures végétales coriaces. L'étude des traces d'usure apporte plus de précisions sur la nature de ce régime alimentaire. La consommation de feuilles a laissé des traces de polissage sur les incisives. Les nourritures provenant du sous-sol et contenant des éléments abrasifs, comme des grains de poussière ou de roche, ont provoqué la formation de petits cratères dans l'émail des molaires[24]. À étudier ses dents, on sait donc que les Australopithèques de l'Afar consommaient abondamment les parties souterraines des plantes (racines, bulbes, tubercules, rhizomes, oignons), comme d'autres aliments coriaces tels que les légumes et

---

[24] Cf. Heim Jean-Louis & Granat Jean, « Les dents humaines : origine, morphologie, évolution », in *La Paléo-odontologie, analyses et méthodes d'étude*, œuvre collective, Artcom (éd.), Paris, 2001 ; cf. Picq Pascal, *Les origines de l'homme ; l'odyssée de l'espèce*, Tallandier (éd.), Paris, 1999 et cf. Riaud Xavier, *Quand la dent mène l'enquête...*, L'Harmattan (éd.), Collection Médecine à travers les siècles, Paris, 2008.

les fruits des arbustes des savanes. Toutes ces nourritures sont plus dures que celles qui sont trouvées dans les milieux forestiers humides, ce qui explique la face robuste de Lucy et des siens. L'Homo neanderthalensis, quant à lui, évolue entre 100 000 ans et 30 000 ans, en Europe et au Moyen-Orient. La face des Néandertaliens ramenée vers l'avant forme le « museau néandertalien ». Celui-ci se présente sous la forme d'un plan oblique et régulier, qui s'étend du bord du nez à l'arcade zygomatique. Les pommettes ont complètement disparu. L'avancée des arcades dentaires est telle que, vu de profil, un espace dénommé espace rétromolaire sépare la dernière molaire de la branche montante de la mandibule. Ce sont sans équivoque possible des carnivores[25].

Profession

Une étude macroscopique et une étude en microscopie électronique à balayage de deux prémolaires inférieures humaines chez un individu du Néolithique moyen ont permis de mettre en évidence une usure particulière, non physiologique, due à l'utilisation de ses dents comme outil. A l'aide des exemples préhistoriques déjà connus et des exemples ethno-archéologiques, une hypothèse a pu être avancée quant à l'activité artisanale de cet individu. Il était *« crocheur »*[26].

---

[25] Cf. Heim Jean-Louis & Granat Jean, « Les dents humaines : origine, morphologie, évolution », in *La Paléo-odontologie, analyses et méthodes d'étude*, œuvre collective, Artcom (éd.), Paris, 2001 ; cf. Picq Pascal, *Les origines de l'homme ; l'odyssée de l'espèce*, Tallandier (éd.), Paris, 1999 et cf. Riaud Xavier, *Quand la dent mène l'enquête...*, L'Harmattan (éd.), Collection Médecine à travers les siècles, Paris, 2008.

[26] Cf. Gilbert J.-M., « Archéologie et odontologie : la dent-outil, troisième main de l'homme. Le « crocheur » de la nécropole de Benon », in *Groupe vendéen d'études préhistoriques*, 1990, n° 23, pp. 31-59.

En mars 2008, la momie d'une femme d'époque copte, conservée dans les collections du musée des Beaux-Arts de Grenoble, a subi une étude tomodensitométrique dans la clinique universitaire de radiologie de l'hôpital A. Michallon. Selon Francis Janot (2010), *« (...) Les surfaces coronaires du groupe incisif supérieur (11, 12, 21, 22) de cette femme sont porteuses d'une rainure, de direction mésio-distale, qui est une perte de substance parfaitement indépendante de toute mastication. Elle débute de l'incisive latérale supérieure gauche (22) pour se terminer au point de contact distal de l'incisive latérale supérieure droite. En vue palatine, les surfaces de contact d'aspect polymorphe sont très marquées selon la dent. La dentine, qui est mise largement à nu, porte un schéma de mastication consécutif à des frottements répétitifs sur une substance dure introduite transversalement dans la bouche. De fait, l'objet inséré n'a épargné qu'un modeste pan d'émail vestibulaire et palatin de la couronne de l'incisive supérieure gauche. De plus, des stries parallèles, de direction horizontale, les unes au-dessus des autres, sont identifiées sur la face vestibulaire de la canine gauche. Manifestement, elles sont dues aux insertions répétées du même objet. Les indices d'anatomie dentaire relevés restituent un mouvement d'interposition d'un objet entre les dents qui commence du côté gauche de la denture (à partir de la 22). La face vestibulaire de la canine (23) fait alors fonction de guide. Ainsi, il est possible d'affirmer que cette femme était à prédominance gauchère*[27]*. »* Le même auteur (2010, pp. 89-97) affirme de plus que : *« Effectué des milliers de fois, le mouvement*

[27] Cf. Riaud Xavier & Janot Francis, *Odontologie médico-légale : entre histoire et archéologie*, L'Harmattan (éd.), Collection Médecine à travers les siècles, Paris, 2010 (passage tiré du chapitre écrit par le Pr Francis Janot intitulé « La marque révélatrice d'une profession portée par l'organe dentaire de la momie de Grenoble », pp. 89-97).

fonctionnel est donc sans aucun doute en relation directe avec la profession exercée par la défunte. Il est donc possible de proposer une reconstitution de la gestuelle accomplie. Ainsi, les usures polymorphes identifiées sur le groupe incisif supérieur sont provoquées par un mouvement fonctionnel mandibulaire d'avant en arrière qui fait pendant au mouvement manuel oscillatoire de la main gauche qui travaille également à un mouvement de tirage de dedans en dehors pour obtenir une dilacération des fibres de la racine. La face vestibulaire de la 23 fait alors office de calage, tandis que la couronne de la 22 sert de guide de positionnement. De plus, l'usure maximale des surfaces occlusales du groupe incisif droit (11, 12) est consécutive à l'activité musculaire massétérine due aux multiples forces exercées lors de la dilacération des fibres. Cette activité des faisceaux musculaires a modelé la face externe de la branche montante droite de la mandibule et entraîné une contrainte maximale sur la zone osseuse de l'insertion inférieure du muscle au niveau de l'angle mandibulaire. L'exostose (ou enthèse) observée sur l'angle goniaque droit en est la conséquence directe. Elle est la réponse osseuse à cette contrainte répétée tout au long de l'activité professionnelle de la défunte de Grenoble. Naturellement, l'ensemble du mouvement réalisé induit une salivation abondante[28]*. »*

Francis Janot (2010) est convaincu que : *« Il s'agit maintenant de retrouver l'objet qui a laissé une telle abrasion. Plusieurs hypothèses sont envisageables : une activité musicale, un travail de vannerie et de cordes, un travail de tissage, de cuir ainsi que les troubles de*

[28] Cf. Riaud Xavier & Janot Francis, *Odontologie médico-légale : entre histoire et archéologie*, L'Harmattan (éd.), Collection Médecine à travers les siècles, Paris, 2010 (passage tiré du chapitre écrit par le Pr Francis Janot intitulé « La marque révélatrice d'une profession portée par l'organe dentaire de la momie de Grenoble », pp. 89-97).

bruxomanie. Malheureusement, aucune des marques induites sur la denture par ces différentes activités ne correspond à celles relevées sur la défunte de Grenoble. Pourtant, cette marque odonto-légale possède un parallèle dans la statuaire africaine. En effet, le mouvement d'interposition d'une racine est reconnu sur des statuettes en bois de chefs et de devins des ethnies kôngo/vili et kôngo/yombé de la République démocratique du Congo. Par un mouvement de dilacération des fibres de la racine munkwisa, le jus extrait a des vertus hallucinogènes qui exacerbent les pouvoirs de clairvoyance et de vision. Les études pharmacologiques montrent que l'écorce de cet arbuste contient un puissant alcaloïde : l'ibogaïne qui stimule le système nerveux central. Selon la dose ingérée, il entraîne des hallucinations, des tremblements, voire des convulsions. Une activité de voyance ? Les indices anatomiques mis en lumière invitent à entrer plus avant dans le bien maigre dossier concernant les membres du personnel religieux occupés plus spécialement aux questions oraculaires, orales et écrites, à partir du Nouvel Empire en Égypte. (...) Dès lors, l'Égyptienne ancienne du musée de Grenoble pourrait être porteuse, sur son organe dentaire, d'une marque révélatrice d'une activité de clairvoyance[29]*. »*

En conclusion, il me semble bon de rappeler que la dent est un organe imputrescible et, à ce titre, constitue un outil médico-légal extraordinaire, une source d'informations qui, si elle est bien exploitée, peut se révéler quasiment intarissable.

[29] Cf. Riaud Xavier & Janot Francis, *Odontologie médico-légale : entre histoire et archéologie*, L'Harmattan (éd.), Collection Médecine à travers les siècles, Paris, 2010 (passage tiré du chapitre écrit par le Pr Francis Janot intitulé « La marque révélatrice d'une profession portée par l'organe dentaire de la momie de Grenoble », pp. 89-97).

<u>Références bibliographiques</u> :

Gilbert J.-M., « Archéologie et odontologie : la dent-outil, troisième main de l'homme. Le « crocheur » de la nécropole de Benon », in *Groupe vendéen d'études préhistoriques*, 1990, n° 23, pp. 31-59.

Grévin Gilles, Boyer Raymond et al., *Une sainte provençale du XIVe siècle, Roseline de Villeneuve*, De Boccard (éd.), Collection De l'archéologie à l'histoire, Paris, 2006.

Heim Jean-Louis & Granat Jean, « Les dents humaines : origine, morphologie, évolution », in *La Paléo-odontologie, analyses et méthodes d'étude*, œuvre collective, Artcom (éd.), Paris, 2001.

Hénaff-Madec Rozenn, *Enquête médico-légale sur le naufrage du H. L. Hunley*, L'Harmattan (éd.), Collection Médecine à travers les siècles, Paris, 2009.

Kennedy Maev, « Incisor raiding: Viking marauders had pattern filled into their teeth », in *The Guardian*, 04/07/2011.

Lamendin Henri, *Petites histoires de l'art dentaire d'hier et d'aujourd'hui*, L'Harmattan (éd.), Collection Ethique médicale, Paris, 2006.

Lewino Frédéric, « Le Point de la semaine - Sciences », in *Le Point*, 30/06/2011, 2024, p. 30.

Monier Thibault, « Retour sur l'étude paléopathologique de la momie de Ramsès II au musée d'Histoire naturelle (Paris) : 1976-1977 », in *Actes du 1er colloque international de Pathographie 2005*, De Boccard (éd.), Paris, 2006, pp. 151-157.

Picq Pascal, *Les origines de l'homme ; l'odyssée de l'espèce*, Tallandier (éd.), Paris, 1999.

Riaud Xavier, *Quand la dent mène l'enquête…*, L'Harmattan (éd.), Collection Médecine à travers les siècles, Paris, 2008.

Riaud Xavier & Janot Francis, *Odontologie médico-légale : entre histoire et archéologie*, L'Harmattan (éd.), Collection Médecine à travers les siècles, Paris, 2010 (passage tiré du chapitre écrit par le Pr Francis Janot intitulé « La marque révélatrice d'une profession portée par l'organe dentaire de la momie de Grenoble », pp. 89-97).

Extraction de l'ADN dentaire

La biologie moléculaire appliquée à l'étude du passé a débuté en 1984, avec l'utilisation, pour la première fois d'une nouvelle technique : *« la réaction de polymérisation en chaîne (PCR) qui a permis à Higuchi de mettre en évidence la persistance d'ADN ancien sur des échantillons de tissus prélevés sur les restes d'un Quagga taxidermisé. »*

Ce n'est qu'entre 1990 et 1992 que ces techniques ont été employées sur l'ADN des dents. L'étude des locus STR est la seule qui permette de garantir l'authenticité de l'ancienneté de l'ADN[30].

Un récapitulatif judicieux de cette action est fourni dans l'article de Hänni et Orlando, intitulé « Du nouveau pour l'ADN ancien », paru dans la *revue de la Société française de génétique*, en 2000[31].

« Sélection des échantillons fossiles

• Précautions lors des fouilles archéologiques pour minimiser toute contamination moderne des échantillons

• Vestiges d'âge raisonnable (i.e. inférieur à 50-100 000 ans)

• Conditions favorables à la préservation (température basse, milieu peu oxydant...)

---

[30] Cf. Calvo L., Ricaud F., Keyser C., Grimoud A.-M., Ludes B., Crubezy E., Lesca C. & Lodter J.-P., « Etude de l'ADN ancien au niveau de la pulpe dentaire de la série ostéologique de Saint Côme et Damien », in *Anthropo*, www.didac.chu.es/anthropo, 2001 ; 1 :1-29.

[31] Cf. Orlando Ludovic & Catherine Hänni, « Du nouveau pour l'ADN ancien », in *Société française de génétique*, 2000 ; 16(8-9) : 1-16.

• Diagnostic de conservation de l'ADN (racémisation des acides aminés, isotopes...)
Manipulation des échantillons fossiles
• Abrasion de la surface externe de l'échantillon
• Extraction dans une salle spécialement dévolue, traitée à l'eau de Javel, irradiée en permanence sous UV (dégradation des acides nucléiques), et soumise à une surpression (limitation des apports exogènes)
• Stérilisation des tampons par autoclavage et filtration
• Témoins négatifs d'extraction et d'amplification ; interdiction des témoins positifs d'amplification
• Alternance d'échantillons d'espèces différentes pour détecter toute contamination croisée
Authentification des paléoséquences
• Reproductibilité du résultat
• Position phylogénétique (détection des contaminants interspécifiques)
• Distribution des erreurs d'élongation de la Taq polymérase évaluées par clonage[32]*. »*

Avec 97 ou 98 % de minéral, la dent est plus dense que l'os. Ceci constitue bien sûr une véritable protection de la pulpe dentaire qui, elle, renferme l'ADN. Imputrescible, on peut encore récupérer de l'ADN sur une dent après incinération, ce qui n'est pas le cas d'un os. La mise en évidence de l'ADN concerne la pulpe dentaire seule, pas la dentine qui n'est pas étudiée. On incise la face vestibulaire et celle linguale d'une dent en fonction de son anatomie, sans atteindre la cavité pulpaire, ceci sur toute la longueur de la dent. Tout le matériel utilisé est bien évidemment stérile : un davier pour l'extraction, des champs stériles, des tubes et compresses. Avec un syndesmotome droit placé dans le trait d'incision, on

[32] Cf. Orlando Ludovic & Catherine Hänni, « Du nouveau pour l'ADN ancien », in *Société française de génétique*, 2000 ; 16(8-9) : 1-16.

exerce une pression afin de fracturer la dent. La cavité pulpaire est maintenue au-dessus d'un tube Ependorf de 2 ml et, à l'aide d'une sonde, on recueille la pulpe dedans. La dent ainsi étudiée doit être vierge de carie qui constitue une porte ouverte pour les contaminations. De même, elle doit être présente encore sur une mandibule ou un maxillaire désinfectés au préalable au formaldéhyde, ce qui garantit un meilleur résultat pour le recueil de l'ADN, l'apex étant ainsi protégé. Un apex libre est aussi une porte ouverte aux bactéries. Elle doit être extraite dans des conditions très aseptisées. La dent est aussitôt après placée dans un tube. Les dents sont préalablement lavées à l'eau bidistillée, séchées avec des compresses stériles, puis exposées sous un rayonnement ultra-violet durant 30 minutes sur chaque face[33]. *« Il semble que les dents fournissent une excellente protection à l'ADN quelles que soient les conditions de conservation des échantillons, avec une légère augmentation de la dégradation de l'ADN pour les échantillons conservés dans l'eau[34]. »*

En moyenne, sur un échantillon de 20 dents recueillies chez 4 individus exhumés du site de Saint Côme et Damien, cimetière du XIe au XVe siècle, retrouvé lors de travaux de voirie à Montpellier, où 600 squelettes ont été mis à jour, 7,5 mg de poudre par dent a été récupérés[35]. Le

---

[33] Cf. Calvo L., Ricaud F., Keyser C., Grimoud A.-M., Ludes B., Crubezy E., Lesca C. & Lodter J.-P., « Etude de l'ADN ancien au niveau de la pulpe dentaire de la série ostéologique de Saint Côme et Damien », in *Anthropo*, www.didac.chu.es/anthropo, 2001 ; 1 :1-29.

[34] Cf. Grimoud A.-M., Keyser C., Calvo L. & Pajot B., « Schémas d'incisions et de fracture des différents morphotypes de dents adaptés au recueil de pulpes dentaires et à l'analyse ADN », in *Bull. et Mémoires de la Société d'Anthropologie de Paris*, 2002 ; 14(1-2).

[35] Cf. Calvo L., Ricaud F., Keyser C., Grimoud A.-M., Ludes B., Crubezy E., Lesca C. & Lodter J.-P., « Etude de l'ADN ancien au niveau de la pulpe dentaire de la série ostéologique de Saint Côme et Damien », in *Anthropo*, www.didac.chu.es/anthropo, 2001 ; 1 :1-29.

protocole d'étude d'un ADN ancien repose toujours sur les mêmes règles protocolaires : extraction, purification, amplification et électrophorèse. Puis, vient l'analyse des résultats : évaluation des résultats de l'amplification initiale, évaluation de la quantité de matériel obtenu et réalisation des tests d'inhibition, calcul d'un seuil d'inhibition, puis enfin amplification des échantillons au seuil d'inhibition ainsi déterminé[36].

Comme le souligne Michel Drancourt (1998), *« Le diagnostic des maladies infectieuses historiques repose essentiellement sur les documents historiques écrits, rapportant les données épidémiologiques et les données cliniques. Ce diagnostic historique se heurte à plusieurs difficultés : difficultés de traduction des textes anciens en termes contemporains, notamment dans le domaine de la sémiologie médicale ; limites de la sémiologie médicale ancienne, des infections comme le typhus et la fièvre typhoïde ayant été longtemps confondues par exemple ; absence de nosographie pour toutes les descriptions antérieures à la découverte des agents infectieux et du concept de maladie transmissible. (...) Le diagnostic microbiologique d'une infection repose sur la mise en évidence directe du microorganisme responsable de l'infection, ou d'un de ses constituants spécifiques protéïque ou nucléique. La mise en évidence de constituants nucléiques spécifiques est réalisée par les techniques de la biologie moléculaire*[37]. »

Drancourt (1998), toujours, apporte de nombreuses précisions quant aux techniques d'exploration de l'ADN

---

[36] Cf. Calvo L., Ricaud F., Keyser C., Grimoud A.-M., Ludes B., Crubezy E., Lesca C. & Lodter J.-P., « Etude de l'ADN ancien au niveau de la pulpe dentaire de la série ostéologique de Saint Côme et Damien », in *Anthropo*, www.didac.chu.es/anthropo, 2001 ; 1 :1-29.

[37] Cf. Drancourt Michel, « Apport des techniques de biologie moléculaire en paléopathologie infectieuse », in *Bull. et Mémoires de la Société d'Anthropologie de Paris*, 1998 ; 10(1-2) : 189-194.

ancien. « *Les échantillons anciens contiennent des acides nucléiques visualisés sous lumière ultraviolette après coloration par l'acridine orange, ces acides nucléiques sont dégradés en fragments de quelques centaines de bases dont la composition chimique peut être altérée*[38]. *(...) L'extraction est précédée d'une étape de décalcification pour le travail sur les échantillons osseux, puis de lavages extensifs pour éliminer l'EDTA chélateur de calcium, mais inhibiteur des amplifications enzymatiques. L'ADN est extrait en quantités nanomolaires et doit être amplifié pour permettre sa caractérisation. L'amplification est obtenue par clonage de l'ADN dans un plasmide, puis multiplication de celui-ci après introduction dans une bactérie. Il s'agit d'une technique longue et aléatoire, actuellement remplacée par l'amplification enzymatique par polymerase chain reaction (PCR). Cette dernière technique permet par ailleurs l'amplification ciblée d'une séquence spécifique par le choix des deux amorces d'amplification introduites dans le milieu réactionnel. Le gène codant l'acide ribonucléïque 16S est une cible dite universelle, car elle est présente chez toutes les bactéries. Il s'agit d'une horloge moléculaire dont l'évolution de la séquence par accumulation de mutations ponctuelles est linéaire au cours du temps et permet donc de mesurer le temps écoulé depuis la divergence d'un ancêtre commun à deux gènes contemporains.* » De plus, Michel Drancourt (1998) ajoute : « *Par ailleurs, des cibles plus restreintes peuvent être utilisées, spécifiques de quelques genres bactériens seulement, voire de quelques espèces seulement. (...) Cette analyse peut être réalisée par profils de restriction*

[38] Cf. Drancourt Michel, « Apport des techniques de biologie moléculaire en paléopathologie infectieuse », in *Bull. et Mémoires de la Société d'Anthropologie de Paris*, 1998 ; 10(1-2) : 189-194.

enzymatique après digestion de l'amplifiât par une endonucléase de restriction ou plus volontiers par le séquençage base à base de l'amplifiât. Il convient ensuite de comparer la séquence obtenue avec l'échantillon ancien avec les séquences contemporaines pour établir l'identification du pathogène, sous réserve de la spécificité de la séquence étudiée, et des évolutions possibles de cette séquence au cours du temps[39]. »

Références bibliographiques :

Calvo L., Ricaud F., Keyser C., Grimoud A.-M., Ludes B., Crubezy E., Lesca C. & Lodter J.-P., « Etude de l'ADN ancien au niveau de la pulpe dentaire de la série ostéologique de Saint Côme et Damien », in *Anthropo*, www.didac.chu.es/anthropo, 2001 ; 1 :1-29.

Drancourt Michel, « Apport des techniques de biologie moléculaire en paléopathologie infectieuse », in *Bull. et Mémoires de la Société d'Anthropologie de Paris*, 1998 ; 10(1-2) : 189-194.

Grimoud A.-M., Keyser C., Calvo L. & Pajot B., « Schémas d'incisions et de fracture des différents morphotypes de dents adaptés au recueil de pulpes dentaires et à l'analyse ADN », in *Bull. et Mémoires de la Société d'Anthropologie de Paris*, 2002 ; 14(1-2).

Orlando Ludovic & Catherine Hänni, « Du nouveau pour l'ADN ancien », in *Société française de génétique*, 2000 ; 16(8-9) : 1-16.

[39] Cf. Drancourt Michel, « Apport des techniques de biologie moléculaire en paléopathologie infectieuse », in *Bull. et Mémoires de la Société d'Anthropologie de Paris*, 1998 ; 10(1-2) : 189-194.

Extraction de l'ADN de la plaque dentaire

Lorsqu'on souhaite extraire de l'ADN d'un spécimen fossile, on condamne inexorablement ledit vestige si l'on emploie les techniques classiques[40]. Aussi, la Pr Christina Warriner, enseignante en anthropologie, s'est intéressée à l'ADN contenu dans la plaque dentaire. Le tartre est également retrouvé sur les dents fossilisées.
La Pr Warriner et ses collègues associés ont publié leurs résultats plus que positifs dans *The American Journal of Physical Anthropology*. En effet, ils ont réussi à reconstruire un génome mitochondrial humain complet, avec une précision comparable à ceux établis à partir d'une extraction de dentine ou d'os. Ils ont prélevé des échantillons de tartre avec des instruments de dentiste utilisés lors d'un détartrage, chez six individus exhumés dans un cimetière vieux de 700 ans. Ils en ont extrait l'ADN.
Les six profils mitogénétiques n'auraient pas pu être obtenus par des méthodes conventionnelles, car aucun ADN n'a été préservé dans les os des six corps. « *L'os archéologique contient moins de 2ng d'ADN par milligramme de matériel biologique, alors que le tartre dentaire en contient plus de 40 ng. Les scientifiques ont même glané plus de 500 ng par milligramme de tissu humain sur certains échantillons*[41]. »

---

[40] Cf. www.crime-expertise.org, « *La plaque dentaire, une source d'ADN audacieuse* », 2016.
[41] Cf. www.crime-expertise.org, « *La plaque dentaire, une source d'ADN audacieuse* », 2016.

« La plaque dentaire ne se contente pas de livrer du matériel génétique, mais révèle de précieux indices sur le microbiome, ainsi que sur le régime alimentaire. » Avec cette technique, les archéologistes et les anthropologistes ont accès à l'ADN michondrial qui peut leur faciliter une approche de *« l'histoire de l'espèce humaine et d'avoir un aperçu des mouvements de population*[42]*. »*

Références bibliographiques :
www.crime-expertise.org, *« La plaque dentaire, une source d'ADN audacieuse »*, 2016.

[42] Cf. www.crime-expertise.org, *« La plaque dentaire, une source d'ADN audacieuse »*, 2016.

La peste

La fouille du cimetière protestant de Saint-Maurice du XVIIe siècle en 2005, menée sous la direction de l'INRAP et en collaboration avec le Laboratoire départemental d'archéologie du Val-de-Marne, a mis en évidence plus de 165 inhumations ainsi que les vestiges du premier temple. Les premières analyses paléopathologiques montrent les symptômes d'un rachitisme vitamino-résistant sur une grande partie de la population inhumée ainsi que la présence de la peste chez trois individus. L'identification du bacille pesteux a été faite sur deux individus de sexe masculin et féminin provenant de la nécropole. Le troisième a été reconnu sur une inhumation momifiée. Il a été retrouvé en 1986, dans un sarcophage en plomb. L'inhumé concerne un noble anglais, Thomas Craven, protestant et membre de l'Église réformée parisienne, mort en 1636, à l'âge de 18 ans. Les analyses biomoléculaires ont été réalisées par le Laboratoire des Rickettsies de la Faculté de médecine de Marseille. Les prélèvements dentaires ont concerné sept sépultures, incluant la momie du noble anglais Thomas Craven et six sépultures prises au hasard. Deux gènes, dont la séquence est spécifique de la bactérie responsable de la peste, *Yersinia pestis*, ont été amplifiés par la technique PCR en présence de témoins négatifs. Au total, 3 individus ont reçu un diagnostic de certitude de peste, et un autre, un diagnostic probable. La momie de Thomas Craven a été ainsi le premier individu pestiféré identifié[43].

[43] Cf. Hadjouis D., Vu L. D., Aboudharam G., Drancourt M. & Andrieux P., « Présence de la peste (*Yersinia pestis*) dans le cimetière

Mais, selon Agnès Faivre (2018), la plus ancienne souche de la peste serait beaucoup plus âgée. *« C'est dans la pulpe dentaire d'une jeune femme, en Suède, qu'une équipe franco-suédo-danoise a fait cette découverte surprenante : la plus ancienne souche du bacille de la peste Yersinia Pestis, serait vieille d'environ 4900 ans. Elle a été identifiée grâce à l'idée d'un postdoctorant de l'Institut hospitalo-universitaire Méditerranée infection à Marseille, Nicolas Rascovan, qui a voulu analyser les données publiques de génomes anciens de plus de 100 individus, à la recherche de pathogènes. La plus ancienne souche de peste retrouvée jusqu'ici remontait à - 4 700 ans et avait été identifiée en Russie. La bactérie identifiée en Suède ne collait pas du tout avec les modèles de dispersion de la peste. De plus, l'analyse de l'ADN des traces de pulpe dentaire a permis de repérer une trace de pathogènes systémiques, qui se retrouvent dans la circulation sanguine. Cette trace peut perdurer au fil des siècles. Cette souche de peste est non seulement la plus ancienne identifiée jusqu'à présent, mais elle est aussi à la racine de l'arbre phylogénétique, soit l'ancêtre le plus lointain des différents types de pestes. De - 5 700 à - 5 100 ans, plusieurs souches indépendantes de peste ont émergé et divergé*[44] *»*.

Références bibliographiques :

Faivre Agnès, « La découverte d'un bacille de la peste datant de 4 900 ans interroge sur le déclin des populations

---

protestant de Saint-Maurice au XVIIe siècle (Val-de-Marne, France). Archéologie et microbiologie », in *Paleobios*, 2006; 14.

[44] Cf. Faivre Agnès, « La découverte d'un bacille de la peste datant de 4 900 ans interroge sur le déclin des populations à la fin du Néolithique et sur l'histoire des migrations en Europe », in *www.franceinter.fr*, 25/12/2018.

à la fin du Néolithique et sur l'histoire des migrations en Europe », in *www.franceinter.fr*, 25/12/2018.
Hadjouis D., Vu L. D., Aboudharam G., Drancourt M. & Andrieux P., « Présence de la peste (*Yersinia pestis*) dans le cimetière protestant de Saint-Maurice au XVIIe siècle (Val-de-Marne, France). Archéologie et microbiologie », in *Paleobios*, 2006; 14.

Le typhus

En décembre 1812, la Grande Armée fait retraite sur Vilnius. En automne 2001, une fosse commune contenant des ossements de soldats français par centaine y est exhumée. Les recherches sont confiées au CNRS. Cette équipe a commencé par les fouilles du site, l'étude anthropologique et l'analyse des uniformes. Les prélèvements de terre, de tissus et de dents ont été remis à l'Unité des Rickettsies et pathogènes émergents du CNRS. Les scientifiques considérés sont parvenus à séparer les poux des prélèvements par une technique de leur invention. Cinq catégories de poux ont pu être ainsi repérées. Dans 3 d'entre elles, la bactérie *Bartonella quintana*, vecteur de la maladie du typhus, a été isolée. A suivi l'étude des dents de 35 soldats à partir de la pulpe dentaire[45]. Cette pulpe présente sous forme de poudre, après étude ADN, a permis de déterminer l'existence de bactéries ayant contaminé leur hôte : *Bartonella quintana* dans 7 corps et *Rickettsia prowazekii* dans 3 autres. Autrement dit, après examens, 30 % des soldats enterrés à Vilnius souffrent de maladies causées par les poux et en seraient morts. Ces insectes, vecteurs de la maladie du

---

[45] Cf. Plos One, « La preuve par la bouche », in *Le Point*, 31/10/2013, n° 2146, p. 26 ; cf. Raoult Didier, « Les soldats de Napoléon battus par les poux : la biologie réécrit l'histoire », in *http://www.futura-sciences.com*, 2001-2010, pp. 1-6 ; cf. Riaud Xavier, *Les dentistes détectives de l'histoire*, L'Harmattan (éd.), Collection Médecine à travers les siècles, Paris, 2007 et cf. Riaud Xavier, « La médecine napoléonienne au combat », in *The International Napoleonic Society*, Montréal, 2010, http://www.napoleonicsociety.com, pp. 1-4.

typhus, ont donc joué un rôle prépondérant dans la retraite de Russie. Cette pathologie a été la première cause de mortalité durant cette campagne. Elle a été responsable de 80 % des morts par maladies. D'après Oleg Sokolov, 300 000 hommes seraient morts lors de la campagne de Russie. Cinq hommes sont morts suite à une maladie pour un au cours des combats.

Toutefois, sur la première détection faite du typhus par l'ADN dentaire, Hieu Tung Nguyen, dans sa thèse de doctorat (2012) affirme : *« Un système de détection rapide de 7 pathogènes par PCR multiplex en temps réel, a été développé et appliqué pour détecter B. quintana et R. prowazekii souche Madrid E génotype B à partir de la pulpe dentaire ancienne des soldats morts à Douai pendant la guerre de la succession d'Espagne (1710-1712). C'est la plus ancienne détection de typhus. Cette étude supporte l'hypothèse que le typhus a été introduit en Europe par les soldats espagnols au retour des conquêtes en Amérique*[46]*. »*

<u>Références bibliographiques</u> :

Nguyen Tung Hieu, *Détection de microorganismes à partir de la pulpe dentaire*, Thèse Doct. Univ., Marseille, 2012.

Plos One, « La preuve par la bouche », in *Le Point*, 31/10/2013, n° 2146, p. 26.

Raoult Didier, « Les soldats de Napoléon battus par les poux : la biologie réécrit l'histoire », in *http://www.futura-sciences.com*, 2001-2010, pp. 1-6.

Riaud Xavier, *Les dentistes détectives de l'histoire*, L'Harmattan (éd.), Collection Médecine à travers les siècles, Paris, 2007.

---

[46] Cf. Nguyen Tung Hieu, *Détection de microorganismes à partir de la pulpe dentaire*, Thèse Doct. Univ., Marseille, 2012, p. 116.

Riaud Xavier, « La médecine napoléonienne au combat », in *The International Napoleonic Society*, Montréal, 2010, http://www.napoleonicsociety.com, pp. 1-4.

La mucoviscidose

Dans un article écrit par Catherine Le Guen du journal breton *Le Télégramme* mis en ligne le 24 août 2007, il est rapporté que : *« Des chercheurs brestois ont fait « parler » les dents d'ancêtres celtes exhumés d'une sépulture autrichienne vieille de près de 2 500 ans. Trois individus étaient porteurs de la plus fréquente des mutations du gène de la mucoviscidose.*

Extraire et étudier l'ADN de dents retrouvées sur des squelettes datant de 2.500 ans est la tâche délicate qui a été confiée à Cédric Le Maréchal, du laboratoire Inserm U 613, génétique moléculaire et épidémiologique, dirigé par le professeur Claude Férec, à Brest. Cela concerne trois individus sur 32.

« Des précautions importantes ont été prises avant de piler chaque dent, afin d'en extraire l'ADN. Il ne fallait surtout pas risquer de contaminer le produit avec un autre ADN », explique le professeur Claude Férec. Finalement, 32 des 46 dents, correspondant à autant d'individus, ont fini par « parler ». Sur les 32 dents dont l'ADN a pu être extrait et amplifié, trois appartenaient à des sujets porteurs de la mutation Delta 508 de la mucoviscidose, la plus fréquente encore aujourd'hui, puisqu'elle concerne 70 % des malades.

L'étude a été menée en collaboration avec l'équipe du professeur américain Philip Farrell, de l'université de Madison, dans le Wisconsin, et des anthropologues européens. Ces derniers travaillaient sur trois cimetières celtes, aux environs de Vienne en Autriche, remontant à la pleine période de la Tène, au cours de laquelle l'expansion

des Celtes en Europe occidentale a culminé. La date d'inhumation de ces squelettes a pu être mesurée au Carbone 14, entre - 255 ans avant J.-C., pour les plus récentes, et - 544 ans avant J.-C., pour les plus anciennes. La région, située entre Prague et le sud-ouest de l'Allemagne, est le berceau de la civilisation celtique qui s'est diffusée jusqu'en Irlande.
Les observations des scientifiques avaient permis, à partir des os du bassin, de déterminer le sexe de chaque dépouille exhumée. La génétique a permis de confirmer ces mesures. Une analyse plus fouillée doit suivre. « Il est difficile de tirer des conclusions à partir d'une aussi petite série, mais l'on constate déjà que la mutation semblait plus fréquente à l'époque qu'aujourd'hui, où on la retrouve non pas chez une personne sur 10, mais plutôt sur 30 ou 35. À moins que nous soyons en présence d'une sépulture familiale. Le fait de porter cette mutation avait peut-être un effet protecteur, ce qui expliquerait qu'elle soit aussi présente dans la population ». Cette première enquête de paléoépidémiologie devrait connaître des développements. Le laboratoire doit collaborer prochainement avec d'autres archéologues autour de sépultures, situées en France cette fois. L'enquête sur la piste de la mucoviscidose à travers les siècles se poursuit. Selon des calculs de probabilité, la mutation du gène serait apparue il y a 3 000 ans. »

Références bibliographiques :
Le Guen Catherine, « Mucoviscidose. Chez les Celtes il y a 2 500 ans », in *Le Télégramme*, www.letelegramme.fr, 24 août 2007.
Riaud Xavier, « ADN et Chopin », In : Germain M., *Frédéric Chopin (1810-1849), un musicien de génie atteint d'une maladie rare, la mucoviscidose*, L'Harmattan (éd.), Collection Médecine à travers les siècles, Paris, 2018, pp. 125-127.

Les salmonelles

Des documents relatent une épidémie du nom de « cocoliztli », qui signifie « peste » en langage nahuatl, qui a décimé entre 45 et 60 % des Aztèques, au Mexique, dans les années 1545-1550[47]. Les victimes sont couvertes de taches rouges. Du sang sort par les oreilles et le nez. L'identité du microbe responsable de cette épidémie a été débattue pendant des centaines d'années. *« Le séquençage massif à haut débit d'ADN retrouvé dans les dents de squelettes enterrés dans la zone de l'épidémie conduit par l'équipe de Johannes Krause, de l'institut Max-Planck des sciences de l'histoire humaine à Iéna, en Allemagne, a permis de retrouver la trace d'un coupable potentiel : une salmonelle de sérotype Paratyphi C. 24 squelettes provenant d'un cimetière datant de l'épidémie ont été découverts dans les ruines de l'ancienne cité de Teposcolula-Yucundaa, ainsi que 5 autres datant d'une époque plus ancienne, qui ont été utilisés comme contrôle[48]. » « Au Mexique, les chercheurs sont partis sans a priori. Ils ont procédé à un séquençage total des fragments d'ADN retrouvés et ont aligné ceux-ci sur toutes les séquences de bactéries disponibles dans les*

---

[47] En 1519, Hernando Cortes et ses conquistadores foulent le sol de l'empire aztèque, dans l'actuel Mexique. La population indigène compte environ 22 millions d'individus. A la fin du XVIe siècle, il n'en reste plus que 2 millions.

[48] Cf. Guillon Noëlle, « Des salmonelles suspectées dans une épidémie mortelle chez les Aztèques au XVIe siècle », in *www.pourlascience.fr*, 01/03/2018 ; cf. Goubet Fabien, « La salmonelle, fléau des Amériques ? », in *www.letemps.ch*, 16/01/2018.

bases de données, grâce à des analyses bio-informatiques complexes[49]*. La souche de salmonelle Paratyphi C était bien présente dans la circulation sanguine qui irriguait les dents des victimes, et pas chez les individus tests antérieurs à l'épidémie. Johannes Krause et ses collègues ont également mis en évidence sur cette souche des facteurs de virulence, comme une protéine facilitant l'agrégation bactérienne, qui pourrait expliquer la mortalité élevée de l'épidémie. Selon eux, des colons européens porteurs sains auraient pu importer la bactérie et contaminer une population plus fragile, dans des conditions d'hygiène défavorables*[50]*. »*

Références bibliographiques :
Goubet Fabien, « La salmonelle, fléau des Amériques ? », in *www.letemps.ch*, 16/01/2018.
Guillon Noëlle, « Des salmonelles suspectées dans une épidémie mortelle chez les Aztèques au XVIe siècle », in *www.pourlascience.fr*, 01/03/2018.

---

[49] *« Les généticiens emmenés par Ashild Vagene ont utilisé une nouvelle méthode d'analyse bio-informatique de l'ADN. Plutôt que d'examiner, dans leur échantillon, la présence de tel ou tel ADN bactérien, un organisme à la fois (ce qui demande beaucoup de temps et de puissance informatique), ils ont eu recours à un nouveau programme capable de balayer l'ensemble des 2700 bactéries suspectes en une seule fois. Ils ont ainsi mis en évidence la présence de l'ADN de la bactérie* Salmonella enterica *chez 10 des individus exhumés* (Cf. Goubet Fabien, 2018). *Les auteurs ont pu par la suite reconstruire le génome entier de la bactérie et ont constaté qu'il s'agissait d'une salmonelle de sérotype Paratyphi C, responsable de fièvres typhoïdes* (Cf. Goubet Fabien, 2018). *»*

[50] Cf. Guillon Noëlle, « Des salmonelles suspectées dans une épidémie mortelle chez les Aztèques au XVIe siècle », in *www.pourlascience.fr*, 01/03/2018.

La tuberculose

Catherine Hänni (1994) rapporte que : « *L'existence de la tuberculose à la période précolombienne en Amérique du Sud est une controverse en vigueur depuis fort longtemps. Cette maladie a-t-elle été introduite par les Européens ? Une toute récente étude vient de prouver la présence de séquences spécifiques de Mycobacterium tuberculosis*[51]*, la bactérie responsable de la maladie, dans une momie péruvienne naturelle de 1 000 ans. Ce Mycobacterium tuberculosis a été recherchée par PCR à l'aide d'oligonucléotides permettant d'amplifier une région répétée du génome de cette bactérie. Ceci représente l'évidence la plus spécifique de la présence de la tuberculose avant l'arrivée de Christophe Colomb dans le Nouveau Monde. En utilisant la même méthode, une autre équipe a obtenu des amplifications positives pour la tuberculose à partir d' échantillons d'un site byzantin de Turquie et d'un site archéologique de Bornéo datant d'avant le contact avec les Européens. Ces données permettraient donc de conclure que la tuberculose était largement répandue dans le monde à des périodes assez reculées*[52]. »

En fait, avant les années 1990, l'hypothèse dominante a fait remonter l'origine du Mycobacterium tuberculosis au néolithique avec la domestication des bovins. Comme le

[51] Mycobacterium tuberculosis = bacille de Koch.

[52] Cf. Hänni Catherine, « Utilisation de l'ADN ancien en anthropologie », in *Bulletins et Mémoires de la Société d'Anthropologie de Paris*, 1994 ; 6 (1-2) : 5-28.

souligne Mirko Grmek (1983) : *« Les études paléogénétiques ont démontré que M. tuberculosis et bovis auraient évolué à partir d'un ancêtre commun présent chez les mammifères, qui aurait contaminé les hominidés d'Afrique de l'Est, il y a trois millions d'années. M. tuberculosis appartient à la souche la plus ancienne, la plus proche du progéniteur ancestral. Les souches modernes pathogènes M. tuberculosis seraient issus d'un clone apparu il y a 15 000 à 20 000 ans*[53]. »

Le diagnostic de tuberculose a pu être confirmé par étude de l'ADN dentaire chez des momies précolombiennes, israéliennes du désert du Neguev (Ier siècle ap. J.-C.), et chez des squelettes médiévaux retrouvés en Angleterre, et en Hongrie. Il est plus facile de retrouver l'ADN mycobactérien que l'ADN humain dans un même spécimen[54]. L'ADN mycobactérien est riche en guanine et cytosine, ce qui renforce sa stabilité, les mycobactéries ont une paroi cellulaire riche en lipides protégeant mieux l'ADN. De nombreuses études confirment la présence de M. tuberculosis en Amérique précolombienne. Les doutes sur la présence de M. tuberculosis s'appuient sur la grande virulence de la tuberculose des Européens sur les Amérindiens, suggérant une population naïve (non immunisée). On suggère maintenant que, du fait d'une plus grande et plus ancienne urbanisation, la tuberculose européenne a été plus virulente que l'américaine, les Européens ayant été plus résistants que les Amérindiens.

Pourtant, la tuberculose a bien été présente en Amérique du Nord et du Sud, avant l'arrivée des Européens. Les

---

[53] Cf. Grmek M. D., *Les maladies à l'aube de la civilisation occidentale*, Payot, 1983, p. 306.

[54] Cf. Aufderheide A. C., *The Cambridge Encyclopedia of Human Paleopathology*, Cambridge University Press, 1998, pp.117-246.

populations agricoles de plus grande densité humaine en auraient été porteuses[55].

Références bibliographiques :
Aufderheide A. C., *The Cambridge Encyclopedia of Human Paleopathology*, Cambridge University Press, 1998.
Grmek M. D., *Les maladies à l'aube de la civilisation occidentale*, Payot, 1983.
Hänni Catherine, « Utilisation de l'ADN ancien en anthropologie », in *Bulletins et Mémoires de la Société d'Anthropologie de Paris*, 1994 ; 6 (1-2) : 5-28.

55 Cf. Aufderheide A. C., *The Cambridge Encyclopedia of Human Paleopathology*, Cambridge University Press, 1998, pp.117-246.

Les β-thalassémies

Cette maladie (haplotype IVS-I-110) est due à un seul gène porté par le génome nucléaire, caractérisé par la diminution ou l'absence de synthèse d'une des chaînes de la molécule d'hémoglobine. Les signes cliniques sont caractérisés par des anémies, des retards de croissance, des problèmes articulaires… Ces maladies peuvent entraîner la mort dans les premières années de la vie. Cette pathologie ne se soigne que par transfusions sanguines à répétition, greffe de moelle. Une cinquantaine de cas a été retrouvée dans le bassin méditerranéen. La fixation de cet haplotype semble liée aux processus de néolithisation au Proche-Orient et en Anatolie. La diffusion de la mutation aurait été assurée par les migrations et les processus de colonisation.

Les études de l'ADN ancien sont rares dans ce cas. Pourtant, on a détecté une mutation β-thalassémique sur un enfant de l'époque ottomane. De même, l'analyse d'un petit fragment du gène β-globine d'un homme du site de Taforalt (12 000 ans)[56].

Les mêmes études ont été faites chez des hommes préhistoriques atteints de drépanocytose qui présentent les mêmes déformations osseuses[57].

---

[56] Cf. Centre de génétique moléculaire et cellulaire, « Les β-thalassémies, témoins des migrations préhistoriques dans le bassin méditerranéen – Phase I », in *www.ohll.ish-lyon.cnrs.fr*, 2000-2001.

[57] Au début du XXe siècle, de nombreuses hypothèses ont couru à propos des mécanismes de fonctionnement de l'artériosclérose. Depuis le séquençage de l'ADN dentaire et à partir des dents de corps exhumés tout au long du XXe siècle, on a mieux compris les causes et mécanismes de cette pathologie.

Références bibliographiques :

Centre de génétique moléculaire et cellulaire, « Les β-thalassémies, témoins des migrations préhistoriques dans le bassin méditerranéen – Phase I », in *www.ohll.ish-lyon.cnrs.fr*, 2000-2001.

La lèpre

La maladie a écumé l'Europe au Moyen Âge avant d'en être éradiquée à la fin du XVIe siècle. Elle affecte encore pourtant plus de 220 000 personnes par an dans le monde, le plus souvent dans des zones à la paupérisation très marquée. Des traces ont été retrouvées dans des momies égyptiennes. Pour essayer d'en percer tous les mystères, une équipe de chercheurs pluridisciplinaires codirigés par Stewart Cole, professeur de microbiologie à l'Ecole polytechnique fédérale de Lausanne, a entièrement séquencé le génome de bactéries découvertes dans des ossements humains provenant du Moyen Âge. La première difficulté rencontrée par les archéologues a été de retrouver des sépultures médiévales susceptibles de renfermer des corps de lépreux. C'est en Europe du Nord, au Royaume-Uni, au Danemark et en Suède qu'ils ont pu exhumer *« différents restes humains (dents, crânes, os) qui se sont avérés porteurs de Mycobacterium leprae. »* Il a fallu extraire *« l'ADN contenu dans les ossements, datant du XIe siècle après J.-C. pour les plus vieux*[58]*. »*

Le séquençage des fragments d'ADN isolés a mis en évidence cinq souches distinctes de bactéries. En comparant le génome de ces bactéries anciennes à celui des souches de la lèpre contemporaine, *« les biologistes ont constaté que le génome de Mycobacterium leprae n'a*

[58] Cf. Gardier Stéphany, « L'ADN pour percer les secrets de la lèpre », in *www.letemps.ch*, 13 juin 2013.

quasiment pas évolué en plus de neuf siècles[59]*. »* La lèpre n'aurait donc pas disparu d'Europe suite à une mutation génétique faisant perdre de sa virulence à la bactérie. Non. Cette maladie aurait été éradiquée, selon toute vraisemblance, grâce à une meilleure résistance de ses hôtes. Ceci a été constaté plus particulièrement en Europe. Mais, cet état de fait pose la question d'un vaccin envisageable pour une maladie dont l'agent pathogène n'a pas évolué depuis plus de 1 000 ans.
Les contacts avec l'agent pathogène semblent être bien antérieurs aux croisades. La bactérie aurait voyagé de l'ouest vers l'est. L'analyse génétique des souches de Mycobacterium Leprae les a retrouvées dans des ossements médiévaux qui *« s'est révélée quasiment identique à une des souches qui sévit actuellement au Moyen-Orient. »* L'hypothèse migratoire semble donc se confirmer[60].

Le Mycobacterium Leprae aurait divergé d'un ancêtre commun aux mycobactéries, il y a 66 millions d'années, pour poursuivre son évolution avec ses hôtes. Un autre ancestral, originaire d'Afrique de l'Est, aurait ainsi accompagné les hommes dans leurs migrations d'Afrique de l'Est vers l'Eurasie, entre 100 000 et 60 000 ans. La lèpre serait alors la plus vieille infection spécifiquement humaine. *« Il apparaît que la lèpre se serait introduite en Asie par deux routes différentes : la première par le sud (Indes, Indonésie et Philippines), l'autre par le nord (Turquie, Iran, Chine, Corée et Japon). À partir du Proche-Orient, la lèpre s'est introduite en Europe et, de*

[59] Cf. Gardier Stéphany, « L'ADN pour percer les secrets de la lèpre », in *www.letemps.ch*, 13 juin 2013.
[60] Cf. Gardier Stéphany, « L'ADN pour percer les secrets de la lèpre », in *www.letemps.ch*, 13 juin 2013.

là, en Afrique de l'Ouest. L'Amérique est atteinte avec l'arrivée des premiers Européens et le commerce des esclaves (Caraïbes et Brésil)[61]*. » « Les données les plus anciennes remontent à 4 000 ans et ont été découvertes en Inde, mais sur lésions osseuses uniquement. Des lésions caractéristiques de lèpre ont été constatées sur des squelettes en Égypte ptolémaïque et en Angleterre, à l'époque romaine. En Europe médiévale, la lèpre est objectivable principalement dans les cimetières des léproseries, notamment en Angleterre, au Danemark, en Croatie et en Hongrie. Depuis 2006, le diagnostic osseux peut être confirmé par PCR*[62]*. »*

Références bibliographiques :

Gardier Stéphany, « L'ADN pour percer les secrets de la lèpre », in *www.letemps.ch,* 13 juin 2013.

https://fr.wikipedia.org, *Paléomicrobiologie*, 9 octobre 2018.

Mendum, « M. leprae genomes from a British medieval leprosy hospital », in *B. M. C. Genomics*, 2014 ; 15.

Monot M., « Comparative genomic and phylogeographic analysis of M. leprae », in *Nature genetics*, Déc. 2009 ; 12 : 1282-1288.

[61] Cf. Monot M., « Comparative genomic and phylogeographic analysis of M. leprae », in *Nature genetics*, Déc. 2009 ; 12 : 1282-1288 et cf. https://fr.wikipedia.org, *Paléomicrobiologie*, 9 octobre 2018.

[62] Cf. Mendum, « M. leprae genomes from a British medieval leprosy hospital », in *BMC Genomics*, 2014 ; 15.

La variole

De l'ADN du virus de la variole a été découvert par hasard sur le corps momifié d'un enfant du XVIIe siècle, exhumé d'une ancienne crypte d'église en Lituanie. Eradiquée en 1977 à la suite d'une longue campagne de vaccination, la variole n'existe plus que dans quelques laboratoires hautement sécurisés. Cet ADN de la variole, son étude, sa découverte, ont été relatés dans la revue *Current Biology*[63]. Après avoir séquencé ces traces d'ADN, les chercheurs émettent notamment l'hypothèse que l'agent infectieux pourrait être apparu chez l'homme plus tardivement qu'on ne le pense. *« Il y a des signes que des momies égyptiennes vieilles de 3 000 à 4 000 ans avaient des marques rappelant des peaux grêlées, interprétées comme résultant des pustules caractéristiques de la variole »*, explique ainsi Ana Duggan, une chercheuse de l'Université McMaster au Canada, principale auteure de ces travaux. Après avoir reconstitué le génome complet de la souche trouvée dans le corps momifié, les chercheurs l'ont comparé aux génomes de souches virales datant du milieu du XIXe siècle et de la période précédant l'éradication du virus[64]. Ce séquençage a permis à l'équipe d'identifier des périodes distinctes d'évolution du virus. Jusqu'à trouver un ancêtre viral commun qui serait apparu entre 1588 et

[63] Cf. Jalinière Hugo, « Découverte de l'ADN du plus ancien virus de la variole », in *www.sciencesetavenir.fr*, 11 décembre 2016.
[64] Cf. Jalinière Hugo, « Découverte de l'ADN du plus ancien virus de la variole », in *www.sciencesetavenir.fr*, 11 décembre 2016.

1645. Les chercheurs précisent qu'il s'agit là d'une *« période d'exploration, de migration et de colonisation »* qui pourrait avoir contribué à la propagation de la variole autour du globe. Cela ne signifie pas que le virus n'existait pas avant, mais que la plupart des mutations qui ont fait évoluer le virus se seraient produites assez récemment[65].

Selon les chercheurs, les Egyptiens de l'époque de Ramsès V (présumé mort de la variole lui aussi aux alentours de -1145 av. J.-C.) pourraient n'avoir souffert que de varicelle ou de la rougeole[66].

Références bibliographiques :

Jalinière Hugo, « Découverte de l'ADN du plus ancien virus de la variole », in *www.sciencesetavenir.fr*, 11 décembre 2016.

Keyser Christine, « Virus and ancient DNA : back to the future », in *Virologie*, Nov.-Déc. 2017 ; 21 (6) : 247-254.

---

[65] Cf. Jalinière Hugo, « Découverte de l'ADN du plus ancien virus de la variole », in *www.sciencesetavenir.fr*, 11 décembre 2016.

[66] Cf. Keyser Christine, « Virus and ancient DNA : back to the future », in *Virologie*, Nov.-Déc. 2017 ; 21 (6) : 247-254.

La syphilis

En 2003, le maire Guy Rauzy diligente des recherches archéologiques sur le site de ce qui a été la maison de Paul Gauguin (1848-1903), le célèbre peintre, venu finir sa vie sur les îles Marquises. A sa mort, tout ce que contient sa maison est vendu. Ce qui ne l'est pas est jeté dans le puits. Pour le centre culturel dévolu à Paul Gauguin en cours d'élaboration, il y a matière considérable à enrichir les collections locales. Ensevelis sous 75 cm de terre, dans ce qui correspond au puits de la maison, les chercheurs découvrent des centaines d'objets, dont quatre dents cariées. Apprenant ceci, Catherine Boyle-Turner, historienne d'art et chercheur scientifique, vraie spécialiste de Paul Gauguin, s'enquiert, auprès du maire, de récupérer les dents afin d'effectuer un test ADN pour déterminer, dans un premier temps, s'il s'agit véritablement des dents du fameux peintre[67]. Pour cela, le petit-fils présumé de Gauguin, Marcel Tai Gauguin[68], est contacté. Il accepte aussitôt. En France, il n'y a pas de test ADN sans enquête judiciaire préalable. Aussi, Caroline Boyle-Turner emmène-t-elle les vestiges aux USA en 2009. Un dentiste américain, le Dr William A. Mueller, travaillant dans le

---

[67] Cf. www.ouest-france.fr, *« La fabuleuse histoire des quatre dents de Paul Gauguin »*, 1er février 2014.

[68] En fait, le corps de Clovis Gauguin, le père de Paul, a été découvert au Chili. Son ADN a été étudié par des universitaires chiliens. C'est pour certifier qu'il s'agissait bien du père de Gauguin que Marcel Tai Gauguin a été contacté. Pour identifier Paul, cela s'est révélé plus dur puisque l'ADN des quatre fameuses dents s'est révélé incomplet, semble-t-il, pour établir une filiation formelle (cf. Mueller W. A. & Boyle-Turner C., 2018). Les journalistes cités font donc erreur.

Département de chirurgie dentaire pédiatrique de l'hôpital pour enfants de Denver, dans le Colorado, est interpellé et contacte une équipe de chercheurs pluridisciplinaires de Chicago qui accepte de faire cette étude bénévolement. Une endodontiste, Dr Alison Doubleday, de l'Ecole dentaire de Chicago, Université de l'Illinois, extrait la pulpe dentaire par le foramen apical des dents[69]. Celle-ci est analysée par les généticiens anthropologistes du Département d'anthropologie de la même université. Si l'analyse concernant la descendance a été faite là, la recherche de traces minérales sur l'ADN mitochondrial a été faite dans les laboratoires du Field Museum of Natural History de Chicago[70]. C'est Laure Dussubieux de ce même musée qui a officié. Ses résultats démontrant l'absence de métaux lourds dans l'ADN dentaire ont été confirmés par le Dr Williams[71].
Des rumeurs ont circulé à la fin de la vie de Gauguin, qui vivait avec une jeune vahiné de 14 ans et qui avait donc, selon les autochtones, une vie dissolue, qu'il aurait été atteint de la syphilis. Une manifestation, qui leur semblait évidente, de la pathologie était visible sur ses jambes puisqu'il présentait de nombreuses plaies *« avec des pustules »*. Le mercure était utilisé comme traitement de la syphilis à cette époque depuis 1363. L'arsenic, quant à lui, n'était plus employé en 1910. Toutefois, Gauguin a mentionné l'usage d'arsenic et de mercure dans une lettre à un ami vivant en France, en 1900, comme traitements homéopathiques contre la syphilis. Ces métaux lourds laissent des traces dans les dents. Les chercheurs ont donc

[69] Cf. Mueller W. A., communication personnelle, USA, 2019.
[70] Cf. Mueller W. A. & Boyle-Turner C., « Gauguin's teeth », in *Anthropology*, 2018 ; 6(1) : 1-3.
[71] Cf. Mueller W. A., communication personnelle, USA, 2019.

décidé logiquement de prospecter l'ADN dentaire en quête de leur présence[72].

Que disent les résultats du test ADN au-delà de la filiation évidente[73] ? Le verdict est sans appel : *« Les dents n'ont subi aucune cassure. Les tests prouvent, à 90 %, que ce sont les dents d'un homme européen. L'ADN correspond également à celui du petit-fils de Gauguin. Les dents sont en outre usées par frottement. Or, on sait que Gauguin grinçait des dents. Elles révèlent d'éventuelles affections, aucune présence d'arsenic, ni de cadmium ou mercure, tous des métaux lourds. » « Il n'y a pas de trace de mercure (métal qui reste entre les dents), utilisé pour soigner la syphilis à la fin du XIXe, au début du XXe siècle, dont aurait été atteint le peintre, ni de cadmium (...), ni d'arsenic[74] (...) »* Les chercheurs, grâce à ce test ADN, ont ainsi pu démontrer que Paul Gauguin n'était pas atteint de syphilis[75]. Il aurait tout aussi bien pu ne pas se soigner. Toutefois, les flacons retrouvés dans le puits de la maison de Paul Gauguin attestent formellement que le peintre célèbre disposait de ces médications à portée de mains. Si ces métaux lourds n'ont pas été retrouvés dans ces dents, c'est donc qu'il n'était pas malade de la syphilis. Les fameuses *« plaies purulentes »*, quant à elles, relevaient d'un eczéma très avancé, déjà diagnostiqué, Gauguin étant connu et reconnu pour son anxiété.

---

[72] Cf. Mueller W. A. & Boyle-Turner C., « Gauguin's teeth », in *Anthropology*, 2018 ; 6(1) : 1-3.

[73] Cf. Boyle-Turner Caroline, *Paul Gauguin & les Marquises : paradis trouvé ?*, Vagamundo (éd.), Pont-Aven, 2016.

[74] Cf. www.letelegramme.fr, *« Gauguin. Ses dents de retour à Hiva Oa »*, 7 février 2014.

[75] Cf. www.leparisien.fr, *« Aux marquises sur les traces de Gauguin »*, 12 avril 2016.

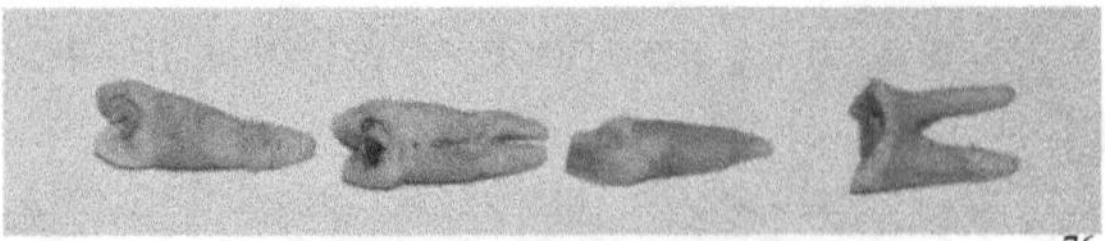

Quatre dents de Paul Gauguin, © Caroline Boyle-Turner[76], 2019.

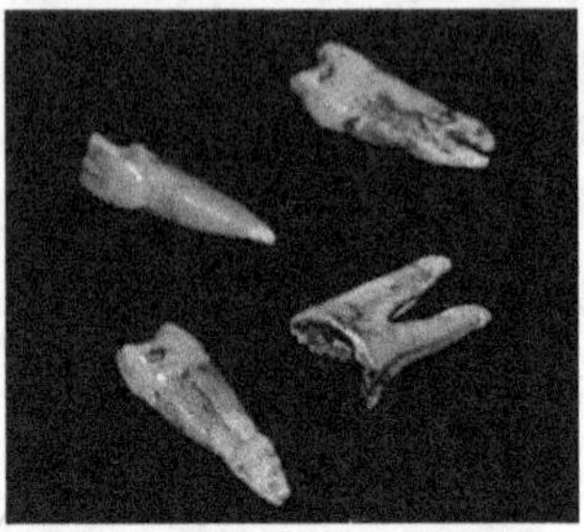

Quatre dents de Paul Gauguin, © Caroline Boyle-Turner[77], 2019.

Caroline Boyle-Turner a restitué les dents au nouveau maire d'Hiva Oa, Etienne Tehaamoana, qui les a remises au centre culturel Paul Gauguin afin qu'elles y soient exposées.

Des ossements médiévaux ont été étudiés. Une forme bénigne de la syphilis a existé en Europe au XVe siècle. Mais, c'est peu après le retour de Christophe Colomb en Europe (4 mars 1493), qu'une forme mutante virulente apparaît. La syphilis est reconnue comme maladie à partir du XVe siècle[78].
Les recherches archéologiques ont démontré que la syphilis a existé en Europe, dès l'Antiquité[79]. Les mêmes

[76] Cf. Caroline Boyle-Turner, communication personnelle, 2019.
[77] Cf. Caroline Boyle-Turner, communication personnelle, 2019.
[78] Cf. Rasmussen K. L., Boldsen J. L., Kristensen H. K., Skytte L., Hansen K. L., Mølholm L., Grootes P. M., Nadeau M.-J., Eriksen K. M. F., « Mercury levels in Danish Medieval human bones », in *Journal of Archaeological Science*, août 2006 ; 35(8) : 2295-2306.
[79] Cf. Brun J.-P., Dutour O., Pàlfi G., « L'Antiquité des tréponématoses dans l'Ancien Monde : évidences historiques,

recherches démontrent qu'on la retrouve dans la ville grecque de Métaponte, en Italie, au VIe siècle av. J.-C. A Pompéi, des dents ont été découvertes, qui présentent des cannelures, ce qui constitue une déformation caractéristique d'enfants infectés durant la grossesse par leur mère atteinte de la maladie[80]. La preuve la plus marquante d'une forme de syphilis dans l'Europe médiévale a été trouvée lors des fouilles d'un monastère augustinien datant des XIIIe et XIIIe siècles dans le port de Kingston-upon-Hull, au nord-est de l'Angleterre, avec 2/3 des squelettes présentant des déformations osseuses typiques du troisième stade de la maladie.

Mais, au-delà d'une hypothèse européenne quant à son origine, existe aussi une hypothèse américaine. Chez les Amérindiens, de fréquentes lésions osseuses apparemment syphilitiques ont été constatées depuis les périodes précolombiennes sur les dépouilles exhumées. Della Collins Cook confirme cette idée en se basant sur l'étude dentaire des squelettes précolombiens. La syphilis vénérienne serait, selon elle, apparue en Amérique, *« après la conquête, amenée par les Européens et peut-être par les esclaves noirs arrachés à l'Afrique équatoriale »*. Les marins espagnols de Christophe Colomb, participant à une campagne militaire organisée par Charles VIII, auraient amené cette maladie à Naples en 1494.

En 2008, une étude génétique de différentes souches de sous-espèces de *Treponema pallidum* démontre que le plus

---

archéologiques et paléopathologiques », Société d'anthropologie de Paris, 1998.

[80] Cf. Fomaciari G., Naccarato A. G., Fabbri P. F. & Mallegni F. « Un cas de tréponématose diffuse du squelette au Bas Moyen Âge en Italie Méridionale. » In Dutour O., Pàlfi G., Bérato J., Brun J.-P., *L'origine de la syphilis en Europe : avant ou après 1493 ?*, Errance (éd.), Paris, 1994, pp. 211-214.

proche « parent » de *Treponema pallidum* sous-espèce *pallidum* (*T. pallidum pallidum*) (agent de la syphilis) semble être la souche américaine de *Treponema pallidum* sous-espèce *pertenue* (*T. pallidum pertenue*) (agent d'une tréponématose cutanée, transmissible par simple contact cutané, donc non-vénérien). Les compagnons de Christophe Colomb auraient rapporté cette souche en Europe et, lors de ce transfert sur un hôte nouveau, pour une raison inconnue, une dernière mutation aurait renforcé son pouvoir pathogène et modifié son mode de transmission[81].

Références bibliographiques :

Boyle-Turner Caroline, *Paul Gauguin & les Marquises : paradis trouvé ?*, Vagamundo (éd.), Pont-Aven, 2016.
Boyle-Turner Caroline, communication personnelle, 2019.
Brun J.-P., Dutour O., Pàlfi G., « L'Antiquité des tréponématoses dans l'Ancien Monde : évidences historiques, archéologiques et paléopathologiques », Société d'anthropologie de Paris, 1998.
Fomaciari G., Naccarato A. G., Fabbri P. F. & Mallegni F. « Un cas de tréponématose diffuse du squelette au Bas Moyen Âge en Italie Méridionale. » In Dutour O., Pàlfi G., Bérato J., Brun J.-P., *L'origine de la syphilis en Europe : avant ou après 1493 ?*, Errance (éd.), Paris, 1994, pp. 211-214.
Harper K. N., Ocampo P. S., Steiner B. M. & George R. W., « On the Origin of the Treponematoses : A Phylogenetic Approach », in *PLOS Neglected Tropical Diseases*, 15 janvier 2008 ; 2(1).
Mueller W. A. & Boyle-Turner C., « Gauguin's teeth », in *Anthropology*, 2018 ; 6(1) : 1-3.

[81] Cf. Harper K. N., Ocampo P. S., Steiner B. M. & George R. W., « On the Origin of the Treponematoses : A Phylogenetic Approach », in *PLOS Neglected Tropical Diseases*, 15 janvier 2008 ; 2(1).

Mueller W. A., communication personnelle, USA, 2019.
Rasmussen K. L., Boldsen J. L., Kristensen H. K., Skytte L., Hansen K. L., Mølholm L., Grootes P. M., Nadeau M.-J., Eriksen K. M. F., « Mercury levels in Danish Medieval human bones », in *Journal of Archaeological Science*, août 2006 ; 35(8) : 2295-2306.
www.leparisien.fr, *« Aux marquises sur les traces de Gauguin »*, 12 avril 2016.
www.letelegramme.fr, *« Gauguin. Ses dents de retour à Hiva Oa »*, 7 février 2014.
www.ouest-france.fr, *« La fabuleuse histoire des quatre dents de Paul Gauguin »*, 1er février 2014.

La grippe espagnole

Les scientifiques sont aujourd'hui formels sur l'origine de la grippe espagnole. Tout aurait débuté aux Etats-Unis, dans une base de l'AEF (American Expeditionary Force), dont les unités allaient être déployées pour soutenir les alliés français et anglais en Europe, pendant la Grande Guerre. On recense les premiers cas de fièvre intense dans ce centre militaire situé au Kansas en mars 1918. Très vite, le virus se propage dans tout le Midwest, puis vers les villes bordant l'Atlantique où les troupes prennent les bateaux pour l'Europe. Une fois, débarquées, ces troupes ont contaminé les populations du Vieux Continent[82].

Selon les travaux de chercheurs américains, la maladie serait née de la combinaison d'une souche humaine (H1), provenant de la grippe saisonnière H1N8, en circulation entre 1900 et 1917, et de gènes aviaires de type N1. De ce croisement, aurait émergé une souche H1N1 entre 1917 et 1918, une variante lointaine de celle qui a fait trembler le monde en 2009. Michael Worobey, principal auteur de l'étude et professeur de l'Université d'Arizona aux Etats-Unis, a publié le fruit de ses recherches dans les *Proceedings* de l'Académie des Sciences américaine[83].

Pourtant, en 1997, une autre étude avait abouti à des conclusions similaires. Les services médicaux de l'armée américaine avaient alors facilité l'accès à leurs archives et

---

[82] Cf. Dumeurger Marine, « La grippe espagnole : le tueur invisible de 1918 », in *www.geo.fr*, 25 juillet 2018.

[83] Cf. Worobey M., Han G. Z., Rambaut A., « Genesis and pathogenesis of the 1918 pandemic H1N1 influenza A virus », in *Proc. Natl. Acad. Sci.*, 2014 June ; 111(22) : 8107-8112.

échantillonnages divers. Les scientifiques de l'époque ont étudié les restes de 28 cas qu'ils ont estimé d'un véritable intérêt[84]. Ils sont parvenus génétiquement à définir une séquence ADN précise et une origine identique à celle définie par Worobey en 2014.

Une autre équipe de chercheurs vient d'isoler des fragments d'acides nucléiques du rétrovirus HTLV-1 à partir d'une momie péruvienne de mille cinq cents ans[85].

Références bibliographiques :
Drancourt Michel, « L'ADN de la pulpe dentaire : un outil pour l'analyse en paléomicrobiologie », in Médecine/ Science, 1999 ; 15(1) : 107.
Dumeurger Marine, « La grippe espagnole : le tueur invisible de 1918 », in *www.geo.fr*, 25 juillet 2018.
Li H. C., Fujiyoshi T., Lou H. et al. « The presence of ancient human T-cell lymphotropic virus type I provirus DNA in an Andean mummy », in *Nat. Med.*, 1999 ; 5 : 1428-32.
Loumé Lise, « Grippe espagnole : le mystère de son origine enfin résolu », in *www.sciencesetavenir.fr*, 30 avril 2014.
Tautenberger J. K., Reid A. H., Krafft A. E., Bijwaard K. E., Fanning T. G., « Initial genetic characterization of the 1918 « Spanish » influenzae virus », in *Science*, 1997 ; 275 : 1793-6.

[84] Cf. Tautenberger J. K., Reid A. H., Krafft A. E., Bijwaard K. E., Fanning T. G., « Initial genetic characterization of the 1918 « Spanish » influenzae virus », in *Science*, 1997 ; 275 : 1793-6 ; cf. Drancourt Michel, « L'ADN de la pulpe dentaire : un outil pour l'analyse en paléomicrobiologie », in Médecine/Science, 1999 ; 15(1) : 107.
[85] Cf. Li H. C., Fujiyoshi T., Lou H. et al. « The presence of ancient human T-cell lymphotropic virus type I provirus DNA in an Andean mummy », in *Nat. Med.*, 1999 ; 5 : 1428-32.

Worobey M., Han G. Z., Rambaut A., « Genesis and pathogenesis of the 1918 pandemic H1N1 influenza A virus », in *Proc. Natl. Acad. Sci.*, 2014 June ; 111(22) : 8107-8112.

Les bactéries et virus

Hieu Tung Nguyen rapporte, dans sa thèse de doctorat (2012), le détail des bactéries détectables à partir de l'ADN dentaire des corps retrouvés dans les sites archéologiques.
ADN dentaire ancien (déterminé par la méthode PCR) : Anelloviridae, Yersinia, Salmonella, Rickettsia, Bartonella Mycobacterium.
ADN dentaire tiré de dents intactes : Actinobacteria, Actinomyces, Bifidobacterium, Brachybacterium, Corynebacterium, Dietzia, Propionibacterium, Rhodococcus, Rothia, Stomatococcus, Bacteroides, Capnocytophaga, Flavobacterium, Porphyromonas, Prevotella, Anaerococcus, Bacillus, Clostridium, Dialister, Enterococcus, Eubacterium, Filifactor, Gemella, Lachnospiraceae, Lactobacillus, Megasphaera, Micromonas, Mogibacterium, Peptostreptococcus, Pseudoramibacter, Selonomonas, Staphylococcus, Streptococcus, Veillonella, Fusobacterium, Acinetobacter, Burkholderia, Campylobacter, Desulfobulbus, Eikenella, Enterobacter, Neisseria, Wolinella, Treponema, Deferribacteres, Flexistipes, Candida[86].

Hieu Tung Nguyen, toujours dans sa thèse de doctorat (2012), précise également les microorganismes recueillis dans l'ADN de la pulpe dentaire ancienne retrouvée dans les sites archéologiques en Europe et dans le bassin méditerranéen.

---

[86] Cf. Nguyen Tung Hieu, *Détection de microorganismes à partir de la pulpe dentaire*, Thèse Doct. Univ., Marseille, 2012, pp. 53-54.

. Anelloviridae à Kaliningrad ;
. Bartonella quintana en France, en Italie du Nord et en Lituanie ;
. Mycobacterium tuberculosis au Liban et en Syrie ;
. Mycobacterium leprae au Liban et en Syrie ;
. Rickettsia prowazeckii en France et en Lituanie ;
. Salmonella enterica serovar Typhi en Grèce ;
. Yersinia pestis en France, en Allemagne, en Italie, en Angleterre et aux Pays-Bas[87].

Un récapitulatif des études passées des maladies à partir de l'ADN dentaire ancien est aussi dressé par le même auteur (2012).

- *Peste* :

. Drancourt (1998) >> Lambesc, Marseille (1590, 1722), Yersinia pestis 6/12 dents
. Raoult (2000) >> Montpellier (XIVe siècle), Yersinia pestis 20/23 dents
. Drancourt (2004) >> Sens, Dreux, Montpellier (Ve-XIVe siècles), Yersinia pestis 10/19 dents de 7/8 individus.
. Wiechmann & Grupe (2005) >> Aschheim (Allemagne, VIe siècle), Yersinia pestis 2/6 dents.
. Drancourt (2007) >> Vienne, Martigues, Marseille (VIIe-XVIIIe siècles), Yersinia pestis 5/36 dents.
. Bianucci (2008) >> France (1590-1722), Yersinia pestis 10/91 dents de 6/28 individus.
. Bianucci (2009) >> France (XVIe-XVIIIe siècles), Yersinia pestis 10/14 dents de 4/4 individus[88].

---

[87] Cf. Nguyen Tung Hieu, *Détection de microorganismes à partir de la pulpe dentaire*, Thèse Doct. Univ., Marseille, 2012, pp. 48-49.
[88] Cf. Nguyen Tung Hieu, *Détection de microorganismes à partir de la pulpe dentaire*, Thèse Doct. Univ., Marseille, 2012, pp. 51-52.

. Haensch (2010) >> Pays-Bas, France, Angleterre, Allemagne (XIVe-XVIIe siècles), Yersinia pestis 15/91 dents.

. Tran (2011) >> Venise (Italie, XIVe-XVIe siècles), Bartonella quintana 5/93 dents, Yersinia pestis 3/85.

. Tran (2011) >> Bondy (XIe-XVe siècles), Bartonella quintana 3/14 dents, Yersinia pestis 4/14.

. Schuenemann (2011) >> Londres (Angleterre, 1348-1350), Yersinia pestis 17/46 dents.

- *Fièvre des tranchées* :

. Drancourt (2005) >> Roaix, Peyraoutes (2230-1950 av. J.-C.), Bartonella quintana 1/12 dents.

. Raoult (2006) >> Vilnius (Lituanie, 1812), Rickettsia prowazeckii 4/72 dents, Bartonella quintana 7/10 dents.

. Nguyen-Hieu (2010) >> Douai (1710-1712), Bartonella quintana 1/40 dents, Rickettsia prowazeckii 6/55 dents.

. Tran (2011) >> Venise (Italie, XIVe-XVIe siècles), Bartonella quintana 5/93 dents, Yersinia pestis 3/85.

. Tran (2011) >> Bondy (XIe-XVe siècles), Bartonella quintana 3/14 dents, Yersinia pestis 4/14 dents[89].

- *Typhus* :

. Raoult (2006) >> Vilnius (Lituanie, 1812), Rickettsia prowazeckii 4/72 dents, Bartonella quintana 7/10 dents.

. Nguyen-Hieu (2010) >> Douai (1710-1712), Bartonella quintana 1/40 dents, Rickettsia prowazeckii 6/55 dents.

- *Fièvre typhoïde* :

. Papagrigorakis (2006) >> Athènes (Grèce, 430-426 av. J.-C.), Salmonella enterica serovar Typhi 3/3 dents.

- *Tuberculose* :

. Matheson (2009) >> Jérusalem (Israël, Ier siècle), Mycobacterium tuberculosis 3/11 dents, Mycobacterium leprae 1/11 dents.

---

[89] Cf. Nguyen Tung Hieu, *Détection de microorganismes à partir de la pulpe dentaire*, Thèse Doct. Univ., Marseille, 2012, pp. 51-52.

- *Virus à ADN* :

. Bedarida (2010) >> Kaliningrad (Russie, 1812), Anelloviridae 1/42 dents[90].

Références bibliographiques :

Nguyen Tung Hieu, *Détection de microorganismes à partir de la pulpe dentaire*, Thèse Doct. Univ., Marseille, 2012.

[90] Cf. Nguyen Tung Hieu, *Détection de microorganismes à partir de la pulpe dentaire*, Thèse Doct. Univ., Marseille, 2012, pp. 51-52.

Conclusion

Les découvertes succèdent aux découvertes. Si cet opus se veut un bilan, un état des lieux de ce que l'ADN dentaire permet de découvrir, on ne peut en aucun cas le qualifier d'exhaustif, comme je l'ai déjà précisé. J'ai certes cherché à être le plus complet possible, mais, hélas, ce n'est qu'un objectif vers lequel on peut tendre, pas un objectif que l'on peut atteindre dans le cas présent.

En effet, si la paléomicrobiologie est déjà une science extrêmement performante, elle n'en demeure pas moins à ses balbutiements. Si ses résultats sont déjà extraordinaires et unanimement publiés dans les journaux scientifiques les plus renommés, cette science médico-légale – ou anthropologique – est encore en devenir.

Le chemin est encore long pour en optimiser tout le potentiel et les perspectives qui peuvent en découler, comme la possible création de vaccins à partir d'agents pathogènes du passé. C'est notamment ce qui a été envisagé pour la lèpre, dont il a été prouvé, par l'étude de l'ADN dentaire de corps exhumés multiséculaires, que son agent pathogène était resté le même pendant 1 000 ans, sans aucune mutation avérée !

Les possibilités d'investigations sont donc considérables, ainsi que les enjeux, mais ces études demandent des budgets colossaux et beaucoup de patience, car elles ne peuvent se concevoir que dans des structures laborantines appropriées. Ainsi, les projections éventuelles sur les bénéfices probables de ces recherches ne peuvent indéniablement se penser que sur de nombreuses années et en fonction bien sûr des sites archéologiques explorés,

selon que les individus qui s'y trouvent aient été exposés, ou non, à des maladies.
La promesse de temps futurs riches en innovations pour exploiter les données recueillies lors de fouilles diverses et de découvertes fameuses dont on ne mesure pas encore l'ampleur… Et pour l'historien de l'art dentaire que je suis, la promesse de nouveaux champs d'investigations dans ma discipline de prédilection dont l'originalité sera indiscutable.

Remerciements

Un grand merci tout d'abord au Dr Jean Granat, membre titulaire de l'Académie nationale de chirurgie dentaire, pour son amitié inestimable et sa préface si gentille.
Il m'est essentiel de remercier mes mentors, les professeurs Simon Bérénholc et François Resche, le regretté Dr Henri Lamendin qui vient de nous quitter et M. Thierry Feral à qui je dois tant et tant. Sans oublier, tous ceux qui me soutiennent au quotidien dans mes travaux, voire qui y participent.
Je tiens à dire merci aux Académies médicales, qui m'ont permis d'incorporer leur rang, pour leur amitié et leur confiance.
Je tiens enfin à remercier les Editions L'Harmattan avec qui je travaille depuis si longtemps maintenant.
Mes remerciements vont aussi à Mme Caroline Boyle Turner pour son aide inestimable.
Je ne peux terminer sans dire tout l'amour que je porte à ma femme et à mes trois enfants qui illuminent ma vie comme autant de soleils.

Bibliographie

Livres :

Aufderheide A. C., *The Cambridge Encyclopedia of Human Paleopathology*, Cambridge University Press, 1998.

Bordonove Georges, *Henri II*, Pygmalion (éd.), Paris, 2007.

Boyle-Turner Caroline, *Paul Gauguin & les Marquises : paradis trouvé ?*, Vagamundo (éd.), Pont-Aven, 2016.

Fabre André, *De grands médecins méconnus*, L'Harmattan (éd.), Collection Médecine à travers les siècles, Paris, 2010.

Grévin Gilles, Boyer Raymond et al., *Une sainte provençale du XIVe siècle, Roseline de Villeneuve*, De Boccard (éd.), Collection De l'archéologie à l'histoire, Paris, 2006.

Grmek M. D., *Les maladies à l'aube de la civilisation occidentale*, Payot, 1983.

Hénaff-Madec Rozenn, *Enquête médico-légale sur le naufrage du H. L. Hunley*, L'Harmattan (éd.), Collection Médecine à travers les siècles, Paris, 2009.

Lamendin Henri, *Anecdodontes*, Aventis (éd.), Paris, 2002.

Lamendin Henri, *Petites histoires de l'art dentaire d'hier et d'aujourd'hui*, L'Harmattan (éd.), Collection Ethique médicale, Paris, 2006.

Nguyen Tung Hieu, *Détection de microorganismes à partir de la pulpe dentaire*, Thèse Doct. Univ., Marseille, 2012.

Picq Pascal, *Les origines de l'homme ; l'odyssée de l'espèce*, Tallandier (éd.), Paris, 1999.
Riaud Xavier, *Les dentistes, détectives de l'Histoire*, L'Harmattan (éd.), Collection Médecine à travers les siècles, Paris, 2007.
Riaud Xavier, *Quand la dent mène l'enquête...*, L'Harmattan (éd.), Collection Médecine à travers les siècles, Paris, 2008.
Riaud Xavier & Janot Francis, *Odontologie médico-légale : entre histoire et archéologie*, L'Harmattan (éd.), Collection Médecine à travers les siècles, Paris, 2010.
Riaud Xavier, *Napoléon Ier et ses dentistes*, L'Harmattan (éd.), Collection Médecine à travers les siècles, Paris, 2016.

Articles :
Aquaron Michèle, « Ötzi, témoin et messager de notre passé », in *www.hominides.com*, 2005.
Aquaron Michèle, « Dernières nouvelles d'Ötzi, l'homme des glaces », in *www.hominides.com*, 2008.
Barriel Valérie, « L'ADN fossile », in *www.cnrs.fr*, texte tiré de la revue *La science au présent*, 1997.
Brun J.-P., Dutour O., Pàlfi G., « L'Antiquité des tréponématoses dans l'Ancien Monde : évidences historiques, archéologiques et paléopathologiques », Société d'anthropologie de Paris, 1998.
Calvo L., Ricaud F., Keyser C., Grimoud A.-M., Ludes B., Crubezy E., Lesca C. & Lodter J.-P., « Etude de l'ADN ancien au niveau de la pulpe dentaire de la série ostéologique de Saint Côme et Damien », in *Anthropo*, www.didac.chu.es/anthropo, 2001 ; 1 :1-29.
Centre de génétique moléculaire et cellulaire, « Les β-thalassémies, témoins des migrations préhistoriques dans le bassin méditerranéen – Phase I », in *www.ohll.ish-lyon.cnrs.fr*, 2000-2001.

Charlier Ph., Georges P., Huynh-Charlier I., Carlier R. & Poupon J., « Royales dentures. Paléodontologie et pathographie », in *Actes de la Société française d'histoire de l'art dentaire*, http://www.biusante.parisdescartes.fr, Paris, 2009, pp. 43-46.
Charlier Ph., Huynh-Charlier I. & Carlier R., « Apport de la radiologie en paléopathologie en particulier dans les maladies infectieuses », in *Comité de lecture de la Société française d'histoire de la médecine*, 13/06/2009, Paris.
Defrance Christophe, « Séquençage complet de l'ADN mitochondrial d'un homme de Neandertal », in *Les Homininés*, hominines.portail-svt.com, 2008.
Desgardins E., « Rivalité d'Anne de Pisseleu et de Diane de Poitiers », in *Conférence des sociétés savantes, littéraires et artistiques de Seine-et-Oise. Compte-rendu et communications de la 4ème réunion tenue à Etampes, les 13 et 14 juin 1909*, Librairie Flizot, Etampes, 1909, pp. 100-109.
Díaz N., Solórzano E., Montiel, R., García, C., Yañez C. & Malgosa, A., « Détermination génétique de l'individu néolithique de Segudet (Ordino), les restes humains les plus anciens d'Andorre. », in *Antropo*, 2004 ; 7 : 39-44.
Drancourt Michel, « Apport des techniques de biologie moléculaire en paléopathologie infectieuse », in *Bull. et Mémoires de la Société d'Anthropologie de Paris*, 1998 ; 10(1-2) : 189-194.
Drancourt Michel, « L'ADN de la pulpe dentaire : un outil pour l'analyse en paléomicrobiologie », in Médecine/ Science, 1999 ; 15(1) : 107.
Dumeurger Marine, « La grippe espagnole : le tueur invisible de 1918 », in *www.geo.fr*, 25 juillet 2018.
Faivre Agnès, « La découverte d'un bacille de la peste datant de 4 900 ans interroge sur le déclin des populations à la fin du Néolithique et sur l'histoire des migrations en Europe », in *www.franceinter.fr*, 25/12/2018.

Fomaciari G., Naccarato A. G., Fabbri P. F. & Mallegni F. « Un cas de tréponématose diffuse du squelette au Bas Moyen Âge en Italie Méridionale. » In Dutour O., Pàlfi G., Bérato J., Brun J.-P., *L'origine de la syphilis en Europe : avant ou après 1493 ?*, Errance (éd.), Paris, 1994, pp. 211-214.

Gardier Stéphany, « L'ADN pour percer les secrets de la lèpre », in *www.letemps.ch*, 13 juin 2013.

Gilbert J.-M., « Archéologie et odontologie : la dent-outil, troisième main de l'homme. Le « crocheur » de la nécropole de Benon », in *Groupe vendéen d'études préhistoriques*, 1990, n° 23, pp. 31-59.

Goubet Fabien, « La salmonelle, fléau des Amériques ? », in *www.letemps.ch*, 16/01/2018.

Green Richard et al., « A draft sequence of the Neandertal genome », in *Science*, 2010; 328 (5979): 710-722.

Grimoud A.-M., Keyser C., Calvo L. & Pajot B., « Schémas d'incisions et de fracture des différents morphotypes de dents adaptés au recueil de pulpes dentaires et à l'analyse ADN », in *Bull. et Mémoires de la Société Anthropologie de Paris*, 2002 ; 14(1-2).

Guillon Noëlle, « Des salmonelles suspectées dans une épidémie mortelle chez les Aztèques au XVIe siècle », in *www.pourlascience.fr*, 01/03/2018.

Hadjouis D., Vu L. D., Aboudharam G., Drancourt M. & Andrieux P., « Présence de la peste (*Yersinia pestis*) dans le cimetière protestant de Saint-Maurice au XVIIe siècle (Val-de-Marne, France). Archéologie et microbiologie », in *Paleobios*, 2006; 14.

Hänni Catherine, « Utilisation de l'ADN ancien en anthropologie », in *Bulletins et Mémoires de la Société d'Anthropologie de Paris*, 1994 ; 6 (1-2) : 5-28.

Harper K. N., Ocampo P. S., Steiner B. M. & George R. W., « On the Origin of the Treponematoses : A

Phylogenetic Approach », in *PLOS Neglected Tropical Diseases*, 15 janvier 2008 ; 2(1).
Heim Jean-Louis & Granat Jean, « Les dents humaines : origine, morphologie, évolution », in *La Paléo-odontologie, analyses et méthodes d'étude*, œuvre collective, Artcom (éd.), Paris, 2001.
Hofstein Cyril, « C'est l'or qui a tué Diane de Poitiers », in *www.lefigaro.fr*, 24/04/2009, p. 1.
http://fr.wikipedia.org, *Guillaume II d'Allemagne*, 2010, pp. 1-3.
https://fr.wikipedia.org, *Paléomicrobiologie*, 9 octobre 2018.
Jalinière Hugo, « Découverte de l'ADN du plus ancien virus de la variole », in *www.sciencesetavenir.fr*, 11 décembre 2016.
Kennedy Maev, « Incisor raiding: Viking marauders had pattern filled into their teeth », in *The Guardian*, 04/07/2011.
Keyser Christine, « Virus and ancient DNA : back to the future », in *Virologie*, Nov.-Déc. 2017 ; 21 (6) : 247-254.
Le Guen Catherine, « Mucoviscidose. Chez les Celtes il y a 2 500 ans », in *Le Télégramme*, www.letelegramme.fr, 24 août 2007.
Lewino Frédéric, « Le Point de la semaine - Sciences », in *Le Point*, 30/06/2011, 2024, p. 30.
Li H. C., Fujiyoshi T., Lou H. et al. « The presence of ancient human T-cell lymphotropic virus type I provirus DNA in an Andean mummy », in *Nat. Med.*, 1999 ; 5 : 1428-32.
Loumé Lise, « Grippe espagnole : le mystère de son origine enfin résolu », in *www.sciencesetavenir.fr*, 30 avril 2014.
Mendum, « M. leprae genomes from a British medieval leprosy hospital », in *B. M. C. Genomics*, 2014 ; 15.

Monier Thibault, « Retour sur l'étude paléopathologique de la momie de Ramsès II au musée d'Histoire naturelle (Paris) : 1976-1977 », in *Actes du 1er colloque international de Pathographie 2005*, De Boccard (éd.), Paris, 2006, pp. 151-157.

Monot M., « Comparative genomic and phylogeographic analysis of M. leprae », in *Nature genetics*, Déc. 2009 ; 12 : 1282-1288.

Mueller W. A. & Boyle-Turner C., « Gauguin's teeth », in *Anthropology*, 2018 ; 6(1) : 1-3.

Orlando Ludovic & Catherine Hänni, « Du nouveau pour l'ADN ancien », in *Société française de génétique*, 2000 ; 16(8-9) : 1-16.

Plos One, « La preuve par la bouche », in *Le Point*, 31/10/2013, n° 2146, p. 26.

Raoult Didier, « Les soldats de Napoléon battus par les poux : la biologie réécrit l'histoire », in *http://www.futura-sciences.com*, 2001-2010, pp. 1-6.

Rasmussen K. L., Boldsen J. L., Kristensen H. K., Skytte L., Hansen K. L., Mølholm L., Grootes P. M., Nadeau M.-J., Eriksen K. M. F., « Mercury levels in Danish Medieval human bones », in *Journal of Archaeological Science*, août 2006 ; 35(8) : 2295-2306.

Riaud Xavier, « La médecine napoléonienne au combat », in *The International Napoleonic Society*, Montréal, 2010, http://www.napoleonicsociety.com, pp. 1-4.

Riaud Xavier, « ADN et Chopin », In : Germain M., *Frédéric Chopin (1810-1849), un musicien de génie atteint d'une maladie rare, la mucoviscidose*, L'Harmattan (éd.), Collection Médecine à travers les siècles, Paris, 2018, pp. 125-127.

Tautenberger J. K., Reid A. H., Krafft A. E., Bijwaard K. E., Fanning T. G., « Initial genetic characterization of the 1918 « Spanish » influenzae virus », in *Science*, 1997 ; 275 : 1793-6.

Titley K., Pynn B., Chernecky R., Mayhall J., Kulkarni V. & Ruffman A., « Le naufrage du Titanic. Le rôle de la dentisterie dans l'identification d'un enfant inconnu », in *L'information dentaire*, 10/11/2004 ; 86 (39): 2643-2646.
www.crime-expertise.org, *« La plaque dentaire, une source d'ADN audacieuse »*, 2016.
Worobey M., Han G. Z., Rambaut A., « Genesis and pathogenesis of the 1918 pandemic H1N1 influenza A virus », in *Proc. Natl. Acad. Sci.*, 2014 June ; 111(22) : 8107-8112.
www.leparisien.fr, *« Aux marquises sur les traces de Gauguin »*, 12 avril 2016.
www.letelegramme.fr, *« Gauguin. Ses dents de retour à Hiva Oa »*, 7 février 2014.
www.ouest-france.fr, *« La fabuleuse histoire des quatre dents de Paul Gauguin »*, 1er février 2014.

Collections privées :
Boyle-Turner Caroline, communication personnelle, 2019.
Mueller W. A., communication personnelle, USA, 2019.
Sire Robert, communication personnelle, 2019.

Du même auteur

- *La pratique dentaire dans les camps du IIIe Reich*, Coll. « Allemagne d'hier et d'aujourd'hui », L'Harmattan (éd.), Paris, 2002.
- *Les dentistes allemands sous le IIIe Reich*, Coll. « Allemagne d'hier et d'aujourd'hui », L'Harmattan (éd.), Paris, 2005.
- *L'influence des dentistes américains pendant la guerre de Sécession (1861-1865)*, Coll. « Médecine à travers les siècles », L'Harmattan (éd.), Paris, 2006.
- *Les dentistes, détectives de l'Histoire*, Coll. « Médecine à travers les siècles », L'Harmattan (éd.), Paris, 2007.
- *Première Guerre mondiale et stomatologie : des praticiens d'exception...*, Coll. « Médecine à travers les siècles », L'Harmattan (éd.), Paris, 2008.
- *Plaidoyer pour un enseignement historique de l'Art dentaire*, Coll. « Ethique & Pratique médicale », L'Harmattan (éd.), Paris, 2008.
- *Etude de la pratique odontologique et de ses déviances dans les camps de l'Allemagne nazie*, A.N.R.T. (éd.), Lille, 2008.
- *Quand la dent mène l'enquête...*, Coll. « Médecine à travers les siècles », L'Harmattan (éd.), Paris, 2008.
- *Pionniers de la chirurgie maxillo-faciale*, Coll. « Médecine à travers les siècles », L'Harmattan (éd.), Paris, 2010.
- *Histoires de la médecine bucco-dentaire*, Coll. « Médecine à travers les siècles », L'Harmattan (éd.), Paris, 2010.
- *Etude de la pratique dentaire dans les camps de l'Allemagne nazie, entre dérives et thérapeutiques médicales*, Les Editions Universitaires Européennes, Sarrebruck, 2010.
- *Odontologie médico-légale : entre histoire et archéologie*, co-écrit avec le Dr Francis Janot, Coll. « Médecine à travers les siècles », L'Harmattan (éd.), Paris, 2010.
- *Dentistes héroïques de la Seconde Guerre mondiale*, Coll. « Médecine à travers les siècles », L'Harmattan (éd.), Paris, 2011.
- *Chroniques odontologiques des rois de France et de la dynastie napoléonienne*, Coll. « Médecine à travers les siècles », L'Harmattan (éd.), Paris, 2011.

- *Les dentistes américains dans la guerre de Sécession (1861-1865)*, Coll. « Médecine à travers les siècles », L'Harmattan (éd.), 2ème édition, Paris, 2012.
- *Napoléon Ier et ses médecins*, Coll. « Médecine à travers les siècles », L'Harmattan (éd.), Paris, 2012, Prix de l'AAMSSA 2012.
- *Histoire indépendentaire*, Coll. « Médecine à travers les siècles », L'Harmattan (éd.), Paris, 2013.
- *Des dentistes qui ont fait l'Histoire…*, Coll. « Médecine à travers les siècles », L'Harmattan (éd.), Paris, 2013.
- *Odontologie médico-légale et serial killers, la dent qui en savait trop…*, coécrit avec le Dr Philippe Brousseau, Coll. « Médecine à travers les siècles », L'Harmattan (éd.), Paris, 2014.
- *Chirurgie dentaire et nazisme*, Coll. « Allemagne d'hier et d'aujourd'hui », L'Harmattan (éd.), Paris, 2015.
- *Et si la Seconde Guerre mondiale nous était racontée autrement…*, Coll. « Médecine à travers les siècles », L'Harmattan (éd.), Paris, 2015.
- *Napoléon Ier et ses dentistes*, Coll. « Médecine à travers les siècles », L'Harmattan (éd.), Paris, 2016.
- *Archéologies dentaires*, Les Editions Universitaires Européennes, Sarrebruck, 2016.
- *Dent et archéologie, une expérience vécue*, Coll. « Médecine à travers les siècles », L'Harmattan (éd.), Paris, 2017.
- *Dents et espions*, Coll. « Médecine à travers les siècles », L'Harmattan (éd.), Paris, 2018.
- *Charles Godon (1854-1923) et Georges Villain (1881-1938), le maître et l'élève*, Coll. « Médecine à travers les siècles », L'Harmattan (éd.), Paris, 2018.

Table des matières

MÉDECINE, PHARMACIE, PARAMÉDICAL, MÉDECINE VÉTÉRINAIRE

AUX ÉDITIONS L'HARMATTAN

Dernières parutions

EPIDEMIOLOGICAL, DIAGNOSTIC AND THERAPEUTIC SPECIFICITIES OF GYNAECOLOGICAL, BREAST AND UROLOGICAL CANCERS IN CAMEROON

Under the supervision of Jean Yomi - Preface by Mama Fouda André

This contribution is to highlight the essential specificities of epidemiology, semiology and clinical signs of cancer pathology in Cameroon. He particularly describes and insists on the limit and lack of some means and methods of diagnostic, extension assessment and treatment of tumours. Therefore, the major aim of this publication is to promote corrective measures, starting normally from the scientific aspects, followed and supported by economics, technologies and planification needs improvement.

(166 p., 18 euros)

ISBN : 978-2-343-15915-7, EAN EBOOK : 9782140103155

MORT DE LA CLINIQUE

Analyse de la fracture du système de santé

Michel Derrière Bass

Une médecine sans clinique est-elle encore humaine ? C'est la question posée par Michel Bass devant la crise profonde que traverse notre actuel système de santé. Procédures, protocoles, recommandations, traçabilité, evidence based medicine, gestion du risque, télémédecine, robotisation, transhumanisme : la médecine est désormais envahie par la technoscience d'une part, mais également par le marché et le management, au risque de se perdre.

(Coll. Psychanalyse et civilisations, 264 p., 27 euros)

ISBN : 978-2-343-15314-8, EAN EBOOK : 9782140100437

LIVE SURGERY

Alerte sur une pratique médicale dangereuse

Philippe Liverneaux

Une « Live Surgery » est une chirurgie en direct. Ainsi, pendant un congrès de chirurgie, une opération est retransmise sur grand écran. Tout en opérant, le chirurgien répond aux questions de la salle. Les opérations chirurgicales ont toujours attiré un public avide de sensations fortes et inspiré de nombreux artistes. Aujourd'hui, des sociétés savantes ferment les yeux sur la « Live Surgery », malgré des complications voire des morts en direct. Cet essai a pour but de lancer une alerte sur les risques encourus par les patients au cours d'une telle pratique. Faut-il interdire ou règlementer la « Live Surgery »?

(Coll. Ethique et pratique médicale, 110 p., 13 euros)

ISBN : 978-2-343-15466-4, EAN EBOOK : 9782140097454

HISTOIRE DE LA RELATION MÉDECIN-MALADE

Analyse autour des concepts d'information, de consentement et d'autonomie du patient

Sous la direction de Élodie Petitjean et Olivier Petitjean - Préfaces de Stéphanie Hennette-Vauchez et de François Bricaire

Le présent livre épluche la jurisprudence et recueille de nombreux témoignages pour prendre le lecteur par la main et le faire voyager au travers des siècles, du Moyen Âge jusqu'à aujourd'hui, avec quelques étapes marquantes, notamment : les grands procès fondateurs de la responsabilité médicale, la pleine autonomie existe-t-elle ?, le patient souhaite-t-il toujours être informé ?, le refus de consentir, le malade psychiatrique, le sujet dément, la protection du volontaire lors des essais cliniques, les préjudices subis, quelle information donner ?, comment et sous quelle forme ?

(Coll. Ethique et pratique médicale, 1080 p., 70 euros)

ISBN : 978-2-343-15238-7, EAN EBOOK : 9782140097447

LES SARCOMES OSSEUX CHEZ L'ENFANT

Une longue histoire

Michel A. Germain

Préambule du Professeur Georges Casanova - Préface du Professeur Dominique Poitout

À travers une approche historique précise qui rappelle qui est Ewing, le découvreur d'un type de sarcome infantile, et quels sont les différents éléments et autres acteurs intervenus dans la thérapeutique de cette pathologie. L'auteur s'attarde ici sur les transplants autologues de fibula vascularisée qu'il a utilisés précocement. Dans une analyse critique et historienne des procédés chirurgicaux fréquemment utilisés, il expose sa technique propre tant pour les membres que pour la mandibule. Xavier Riaud

(Coll. Médecine à travers les siècles, 172 p., 18 euros)

ISBN : 978-2-343-15315-5, EAN EBOOK : 9782140095504

INDUSTRIE PHARMACEUTIQUE : QUEL AVENIR ?

L'exemple de l'Algérie

Lillia Arezki

Préface de Thierry Garcin

Le marché du médicament est un enjeu économique, sociétal et éthique majeur dans l'industrie, mais la mondialisation contraint les firmes pharmaceutiques à rechercher de nouveaux marchés. Cependant, ce secteur situé au coeur des innovations technologiques est soumis à des règles strictes ; les stratégies d'implantation dans ces nouveaux marchés doivent donc être finement définies, notamment dans les pays émergents. Cette étude apporte des éléments de réponse en prenant le cas particulier de l'Algérie, pays monoculture ayant les hydrocarbures pour seule réelle ressource.

(Coll. Raisonance, 170 p., 18 euros)

ISBN : 978-2-343-15299-8, EAN EBOOK : 9782140095351

LES MOTS DE LA PHARMACIE

Une histoire linguistique de la pharmacie

Tithnara Sun

La place du pharmacien doit se discuter en considérant l'histoire de ses activités. Les conceptions attachées au médicament au cours des derniers millénaires sont accessibles par le vocabulaire fondamental de la pharmacie, par les mots désignant le médicament ainsi que le lieu, l'art ou la science, et le professionnel qui lui sont associés. Dans la perspective des enjeux de la définition de la pharmacie, cet ouvrage analyse ce vocabulaire dans plusieurs langues, son histoire et son interprétation.

(Coll. Acteurs de la Science, 304 p., 30 euros)

ISBN : 978-2-343-15202-8, EAN EBOOK : 9782140095016

L'INFORMATION DU PATIENT EN MÉDECINE NUCLÉAIRE

Dire et comprendre

Jean-Marc Israël

Lorsqu'un malade bénéficie d'un examen d'imagerie médicale, il semble indispensable qu'il en connaisse le résultat. Comment aborder le patient, que lui dire, et qui peut ou doit lui parler ? Cette version particulière du colloque singulier, de la rencontre malade-médecin, impose une réflexion qui aborde aussi bien les notions légales ou réglementaires qu'un regard sur la psychologie du patient, les angoisses éventuelles des soignants ou les nécessités médico-économiques qui s'imposent au monde de la santé.

(Coll. Ethique et pratique médicale, 104 p., 12,5 euros)

ISBN : 978-2-343-14795-6, EAN EBOOK : 9782140094293

VOYAGE À TRAVERS LA PSYCHIATRIE STÉPHANOISE 1975-2015

De l'envie de changer le monde à l'imagerie cérébrale

Gilles Damas Froissart

Voici un panorama des idées, des techniques, et des conceptions des soins. Il met en perspective le passage du modèle asilaire à la prise en charge de la personne ; et examine l'évolution de la pédopsychiatrie publique et associative dans ses réussites et les déchirements. L'auteur interroge également l'avenir de la discipline et ses enjeux : comment réguler l'augmentation des demandeurs aux urgences psychiatriques ? Quelle place accorder à la psychiatrie médicolégale ? Comment soigner les nouvelles pathologies addictives et avec quels moyens financiers ? Quelle place accorder à la psychanalyse dans la formation des psychiatres ?

(Coll. Ethique et pratique médicale, 212 p., 21,5 euros)

ISBN : 978-2-343-14797-0, EAN EBOOK : 9782140092244

HISTOIRE DE LA FACULTÉ DE MÉDECINE ET DES HÔPITAUX DE LILLE

Philippe Scherpereel, Marc Decoulx, Gérard Biserte

La Faculté de médecine de Lille fut créée en 1875. Bien avant la loi Debré, les concepteurs du Centre hospitalier universitaire de Lille eurent l'idée de réunir en un même lieu l'hôpital et la faculté qui constituent, après bien des mutations racontées dans cet ouvrage, l'un des principaux CHU et la plus importante faculté de médecine de France. Après avoir rappelé l'histoire de Lille et de ses hôpitaux, l'ouvrage abordera le développement des disciplines universitaires médicales et la vie des enseignants.

(Coll. Médecine à travers les siècles, 394 p., 38,5 euros)

ISBN : 978-2-343-14857-1, EAN EBOOK : 9782140093784

FÉMININ PLURIEL

Mémoires et réflexions d'un accoucheur gynécologue

Tanguy Kervran

À travers une expérience de 35 ans de vie professionnelle comme obstétricien, Tanguy Kervran nous invite à partager ses souvenirs, ses réflexions, ses interrogations, ses émotions, relatives aux prodiges de la grossesse et de la naissance. Il s'interroge sur l'évolution de la gynécologie et obstétrique. Il souligne à travers son expérience l'intrication entre la santé et la maladie, le corps et l'esprit.

(Coll. Ethique et pratique médicale, 304 p., 29 euros)

ISBN : 978-2-343-14149-7, EAN EBOOK : 9782140093111

LA NEUROCHIRURGIE EN AUVERGNE

Quarante années fondatrices (1953-1993)

Jacques Chabannes

Préface de François Resche

A partir de 1950 la neurochirurgie connait un véritable essor et s'organise au sein des structures hospitalières des grandes villes. Jacques Chabannes nous présente la période fondatrice de la neurochirurgie à Clermont-Ferrand, ainsi que ses principaux acteurs. Un témoignage unique puisque l'auteur a rencontré ces premiers neurochirurgiens, a été formé par eux et à contribué lui-même à l'essor de cette spécialité, tant sur le plan national qu'international.

(Coll. Médecine à travers les siècles, 124 p., 14 euros)

ISBN : 978-2-343-14768-0, EAN EBOOK : 9782140087899

FRÉDÉRIC CHOPIN (1810 - 1849)

Un musicien de génie atteint d'une maladie rare, la mucoviscidose

Michel A. Germain

Chopin est mort il y a 170 ans et personne ne s'est sérieusement interrogé sur sa maladie, ni sur la cause de son décès. Beaucoup de médecins considèrent sa maladie respiratoire comme étant la tuberculose pulmonaire. Michel Germain, à la lecture des archives de l'époque, est convaincu qu'il s'agit d'une maladie génétique : la mucoviscidose. Tous les symptômes se recoupent : taille petite et poids plume, infections et affections respiratoires avec toux chronique et intolérances digestives, probable stérilité, hémoptysies avec essoufflement, etc. Tout y est, même ses antécédents familiaux.

(Coll. Médecine à travers les siècles, 142 p., 15,5 euros)

ISBN : 978-2-343-14652-2, EAN EBOOK : 9782140086854

Structures éditoriales du groupe L'Harmattan

L'Harmattan Italie
Via degli Artisti, 15
10124 Torino
harmattan.italia@gmail.com

L'Harmattan Hongrie
Kossuth l. u. 14-16.
1053 Budapest
harmattan@harmattan.hu

L'Harmattan Sénégal
10 VDN en face Mermoz
BP 45034 Dakar-Fann
senharmattan@gmail.com

L'Harmattan Cameroun
TSINGA/FECAFOOT
BP 11486 Yaoundé
inkoukam@gmail.com

L'Harmattan Burkina Faso
Achille Somé – tengnule@hotmail.fr

L'Harmattan Guinée
Almamya, rue KA 028 OKB Agency
BP 3470 Conakry
harmattanguinee@yahoo.fr

L'Harmattan RDC
185, avenue Nyangwe
Commune de Lingwala – Kinshasa
matangilamusadila@yahoo.fr

L'Harmattan Congo
67, boulevard Denis-Sassou-N'Guesso
BP 2874 Brazzaville
harmattan.congo@yahoo.fr

L'Harmattan Mali
Sirakoro-Meguetana V31
Bamako
syllaka@yahoo.fr

L'Harmattan Togo
Djidjole – Lomé
Maison Amela
face EPP BATOME
ddamela@aol.com

L'Harmattan Côte d'Ivoire
Résidence Karl – Cité des Arts
Abidjan-Cocody
03 BP 1588 Abidjan
espace_harmattan.ci@hotmail.fr

L'Harmattan Algérie
22, rue Moulay-Mohamed
31000 Oran
info2@harmattan-algerie.com

L'Harmattan Maroc
5, rue Ferrane-Kouicha, Talaâ-Elkbira
Chrableyine, Fès-Médine
30000 Fès
harmattan.maroc@gmail.com

Nos librairies en France

Librairie internationale
16, rue des Écoles – 75005 Paris
librairie.internationale@harmattan.fr
01 40 46 79 11
www.librairieharmattan.com

Librairie l'Espace Harmattan
21 bis, rue des Écoles – 75005 Paris
librairie.espace@harmattan.fr
01 43 29 49 42

Lib. sciences humaines & histoire
21, rue des Écoles – 75005 Paris
librairie.sh@harmattan.fr
01 46 34 13 71
www.librairieharmattansh.com

Lib. Méditerranée & Moyen-Orient
7, rue des Carmes – 75005 Paris
librairie.mediterranee@harmattan.fr
01 43 29 71 15

Librairie Le Lucernaire
53, rue Notre-Dame-des-Champs – 75006 Paris
librairie@lucernaire.fr
01 42 22 67 13

www.ingramcontent.com/pod-product-compliance
Lightning Source LLC
LaVergne TN
LVHW051405061026
849535LV00009B/3367